Endokrinologisk

sykepleie

Den komplette guiden

Nora NILSEN

Innholdsfortegnelse

« *Hormonenes delikate dans orkestrerer kroppens symfoni; endokrinologien er dirigenten.* »

Forord

BETYDNINGEN AV ENDOKRINOLOGI OG DENS KONSEKVENSER PÅ DEN GENERELLE HELSEN.

Endokrinologi, ofte beskrevet som studiet av kroppens kjemiske budbringere, hormoner, spiller en viktig rolle i forståelsen av menneskers helse. Faktisk går denne medisinske disiplinen utover enkle biologiske mekanismer og berører nesten alle aspekter av vårt fysiske, emosjonelle og til og med mentale velvære.

Når man tenker på hvor komplekse kroppene våre er, blir det raskt klart at selv den minste forstyrrelse i ett hormon kan ha en kaskadeeffekt og forstyrre kroppens delikate balanse. For eksempel har skjoldbruskkjertelhormoner, som produseres i ørsmå mengder, en betydelig innflytelse på stoffskiftet, energien og til og med humøret. På samme måte spiller bukspyttkjertelhormonet insulin en sentral rolle i reguleringen av blodsukkernivået, og enhver forstyrrelse i utskillelsen eller funksjonen kan føre til diabetes, en sykdom med store systemiske konsekvenser.

Men utover disse fysiologiske interaksjonene har endokrinologien også en sosial og global innvirkning. Ta for eksempel den nåværende epidemien av diabetes og fedme. Disse sykdommene, som i stor grad er påvirket av vår moderne livsstil og vårt miljø, har blitt et stort folkehelseproblem som ikke bare involverer medisinske, men også økonomiske, sosiale og etiske spørsmål.

Endokrinologi, med sin søken etter å forstå og behandle hormonelle ubalanser, har potensial til å forbedre livskvaliteten til milliarder av mennesker. Enten det gjelder behandling av vekstforstyrrelser hos barn, skjoldbruskkjerteldysfunksjon, utfordringer knyttet til overgangsalderen eller nyere og sensitive spørsmål som endokrinologisk behandling av transpersoner, omfatter denne spesialiteten et mangfold av emner som gjenspeiler hvor sentral den er i medisinens store verden.

Endokrinologi er mer enn bare studiet av kjertler og deres sekreter. Det er en bro mellom grunnleggende biologi og klinisk medisin, mellom individet og samfunnet, og mellom nåtiden og morgendagens utfordringer. Å anerkjenne betydningen av endokrinologi betyr å forstå at vårt velbefinnende er uløselig knyttet til denne subtile hormonbalansen som, som en usynlig dirigent, dirigerer kroppens komplekse symfoni.

Kapittel 1

INTRODUKSJON TIL ENDOKRINOLOGI

Hva er endokrinologi?

Endokrinologi er en spesialisert gren av medisinen som studerer de endokrine kjertlene, hormonenes produksjon og funksjon samt sykdommer og forstyrrelser knyttet til dem. Hormoner er viktige kjemiske budbringere som sirkulerer i blodet og regulerer mange av kroppens vitale funksjoner, fra vekst og utvikling til måten vi bruker energi på og forplantningsorganenes funksjon.

Endokrine kjertler omfatter blant annet skjoldbruskkjertelen, biskjoldbruskkjertelen, bukspyttkjertelen, eggstokkene, testiklene, binyrene, hypofysen og hypothalamus. I motsetning til eksokrine kjertler, som avgir sine sekreter utenfor kroppen (f.eks. svette- eller spyttkjertler), avgir endokrine kjertler sine hormoner direkte i blodet.

Endokrinologi omfatter et bredt spekter av tilstander. De vanligste er diabetes (der insulinreguleringen er forstyrret), forstyrrelser i skjoldbruskkjertelen (som hypertyreose eller hypotyreose), osteoporose (som påvirker bentettheten) og hormonelle ubalanser knyttet til reproduksjon eller vekst.

Endokrinologi er i sin natur en svært integrativ disiplin, ettersom hormoner påvirker nesten alle organer og celler i kroppen. Endokrinologer, som er spesialister på dette feltet, spiller derfor en nøkkelrolle i diagnostisering, behandling og håndtering av hormonelle forstyrrelser for å sikre optimal funksjon av det endokrine systemet og, i forlengelsen av dette, individets generelle velvære.

De endokrine kjertlene og deres roller.

Endokrine kjertler spiller en grunnleggende rolle i reguleringen av ulike kroppsfunksjoner. De skiller ut hormoner direkte i blodet, som deretter transporteres til ulike organer og vev for å utøve sine spesifikke effekter. Her er en liste over de viktigste endokrine kjertlene og deres funksjoner:

- Hypofysen :
  - Den ligger ved hjernens basis og beskrives ofte som "hovedkjertelen" fordi den produserer en rekke hormoner som regulerer andre endokrine kjertler.
  - Utskiller blant annet veksthormon (GH), prolaktin, tyrotrope hormoner (TSH), kortikotropiner (ACTH), gonadotropiner (LH og FSH) og vasopressin.
- Hypotalamus :
  - Selv om den er en del av hjernen, spiller den en avgjørende rolle i det endokrine systemet ved å regulere hypofysen gjennom å frigjøre eller hemme hormoner.
- Skjoldbruskkjertler :
  - De ligger i halsen og produserer skjoldbruskkjertelhormoner (T3 og T4) som regulerer stoffskiftet, vekst og utvikling.

- Biskjoldbruskkjertler :
  - Det er vanligvis fire av dem, plassert bak skjoldbruskkjertelen. De produserer parathormon (PTH), som regulerer kalsium og fosfat i blodet.
- Binyrene :
  - De ligger over hver nyre og produserer hormoner som kortisol, aldosteron og androgener. Disse hormonene bidrar til å regulere stoffskiftet, stressresponsen, elektrolyttbalansen og ulike seksuelle funksjoner.

- Bukspyttkjertel :
  - Det er både en endokrin og en eksokrin kjertel. Den endokrine funksjonen ivaretas av de langerhanske øyer, som produserer insulin (regulerer blodsukkernivået) og glukagon (øker blodsukkernivået).
- Eggstokker (hos kvinner) :
  - De produserer østrogen, progesteron og små mengder androgener. Disse hormonene regulerer menstruasjonssyklusen, reproduksjonen og visse sekundære kjønnskarakteristika.
- Testikler (hos menn) :
  - De produserer testosteron, som regulerer spermatogenesen og mannlige kjønnskarakteristika.
- Pinealkjertel :
  - Den ligger i hjernen og utskiller melatonin, som regulerer døgnrytmen og er involvert i søvnsyklusen.

Disse kjertlene og deres respektive hormoner arbeider tett sammen for å opprettholde homeostase i kroppen. Den minste ubalanse kan ha betydelige konsekvenser for helsen, noe som understreker hvor viktig det endokrine systemet er.

Vanlige sykdommer og tilstander.

Det endokrine systemet, som er avgjørende for reguleringen av mange kroppsfunksjoner, er utsatt for en rekke sykdommer og forstyrrelser. Disse forstyrrelsene kan skyldes overdreven eller utilstrekkelig produksjon av hormoner, eller dårlig respons fra målorganene på disse hormonene. Her er noen av de vanligste endokrine sykdommene og forstyrrelsene:

- Diabetes :
  - **Type 1-diabetes**: Immunsystemet angriper og ødelegger β-cellene i de langerhanske øyer i bukspyttkjertelen, noe som fører til manglende insulinproduksjon.
  - **Type 2-diabetes**: Insulin som produseres av bukspyttkjertelen brukes ikke riktig av kroppen, noe som fører til insulinresistens.
- Forstyrrelser i skjoldbruskkjertelen :
  - **Hypotyreose**: Skjoldbruskkjertelen produserer ikke nok skjoldbruskkjertelhormon, noe som fører til redusert stoffskifte.
  - **Hypertyreose**: Overproduksjon av skjoldbruskkjertelhormoner, ofte på grunn av Graves' sykdom.
  - **Struma** : Unormal økning i størrelsen på skjoldbruskkjertelen.
  - **Knuter i skjoldbruskkjertelen**: Små utvekster eller lesjoner i skjoldbruskkjertelen.
  - Kreft i skjoldbruskkjertelen.
- Forstyrrelser i biskjoldbruskkjertlene :
  - **Hyperparatyreoidisme**: overdreven produksjon av biskjoldbruskkjertelhormon, ofte på grunn av en svulst.
  - **Hypoparatyreoidisme**: Utilstrekkelig produksjon av PTH.
- Forstyrrelser i binyrene :
  - **Cushings sykdom**: Overdreven produksjon av kortisol.
  - **Addisons sykdom**: Utilstrekkelig produksjon av kortisol og aldosteron.
  - **Primær hyperaldosteronisme**: for mye aldosteron som fører til blodtrykksøkning.
  - **Feokromocytom**: Sjelden svulst i binyrene som produserer for mye katekolamin.

- Forstyrrelser i hypofysen :
  - **Akromegali**: Overdreven produksjon av veksthormon hos voksne.
  - **Hypofyseadenom**: godartet svulst i hypofysen.
  - **Hypopituitarisme**: Utilstrekkelig produksjon av ett eller flere hypofysehormoner.
- Forplantningsforstyrrelser :
  - **Polycystisk ovariesyndrom (PCOS):** Hormonell ubalanse hos kvinner som fører til problemer med eggstokkene.
  - **Hypogonadisme**: Utilstrekkelig produksjon av testosteron hos menn eller østrogen hos kvinner.
  - **Gynekomasti:** Unormal utvikling av brystvev hos menn.
- Stoffskiftesykdommer :
  - **Osteoporose**: tap av bentetthet, ofte knyttet til redusert østrogenproduksjon hos kvinner etter overgangsalderen.
- **Endokrine svulster**: Selv om de er sjeldne, kan de ramme alle endokrine kjertler.

Hver av disse sykdommene og tilstandene kan ha en rekke ulike symptomer og krever en spesifikk behandlingstilnærming. Tidlig oppdagelse og riktig intervensjon er avgjørende for å forebygge komplikasjoner og sikre optimal livskvalitet for pasientene.

Betydningen av sykepleierens rolle i endokrinologi.

Endokrinologiske sykepleiere spiller en sentral rolle i behandlingen av pasienter med endokrine lidelser. Sykepleierens rolle går langt utover tradisjonell sykepleie, ettersom endokrinologi er en kompleks og flerdimensjonal spesialitet. Betydningen av sykepleie i denne sammenhengen kan utforskes fra flere synsvinkler:

- **Pasientopplæring**: Endokrine sykdommer, som diabetes eller skjoldbruskkjertelsykdommer, krever ofte daglig oppfølging og god sykdomsforståelse. Sykepleiere går ofte i bresjen for å informere pasientene om sykdommen, hvordan de skal administrere medisinene, overvåke symptomene og gjenkjenne faresignalene på mulige komplikasjoner.
- **Håndtering av behandling**: Enten det dreier seg om å administrere insulin til en diabetespasient eller å overvåke hormonnivåene til en person som gjennomgår skjoldbruskkjertelbehandling, er sykepleieren viktig for å sikre at medisinene gis på riktig måte og at pasientene er trygge.
- **Bindeledd**: Den endokrinologiske sykepleieren fungerer ofte som et bindeledd mellom pasienten og endokrinologen. Han eller hun samler inn data, observerer symptomutviklingen og videreformidler denne informasjonen, og spiller dermed en viktig rolle i den overordnede behandlingsstrategien.
- **Psykologisk støtte**: Endokrine sykdommer kan ha psykologiske konsekvenser. Diabetes kan for eksempel påvirke humøret og livskvaliteten. Sykepleiere er ofte det helsepersonellet som står pasientene nærmest, og de tilbyr støtte, lytter og gir råd om hvordan man kan håndtere de emosjonelle aspektene ved endokrine lidelser.
- **Kontinuerlig overvåking**: Det skjer stadig fremskritt innen endokrinologi. Sykepleiere må holde seg oppdatert på det siste innen forskning, administrasjonsteknikker og behandlingsanbefalinger for å kunne gi best mulig behandling.
- **Helsefremmende arbeid**: Som en del av det forebyggende arbeidet, særlig når det gjelder sykdommer som diabetes type 2, spiller sykepleiere

en nøkkelrolle i å øke bevisstheten om viktigheten av en sunn livsstil, fremme et balansert kosthold, regelmessig fysisk aktivitet og regelmessige legekontroller.

- **Endokrine nødsituasjoner**: Enten det dreier seg om en tyreotoksisk krise eller alvorlig hypoglykemi, er det ofte sykepleieren som er førstemann ut, med kompetanse og opplæring til å stabilisere pasienten og forebygge alvorlige komplikasjoner.

Endokrinologisykepleieren står i sentrum for pasientbehandlingen og kombinerer tekniske ferdigheter, inngående kunnskap og en pasientsentrert tilnærming. Denne unike kombinasjonen gjør dem til en uunnværlig del av det endokrinologiske behandlingsteamet.

Kapittel 2

DAGLIG VIRKELIGHET PÅ ENDOKRINOLOGISK AVDELING

Tjenestens struktur og organisering.

Strukturen og organiseringen av en endokrinologisk avdeling er utformet for å imøtekomme de spesifikke behovene til pasienter med endokrine lidelser. Nedenfor følger en oversikt over hvordan en slik tjeneste kan være strukturert og organisert:

- Spesialiserte omsorgsenheter :
    - **Diabetesenhet**: For spesifikk behandling av diabetespasienter, med dedikert utstyr som insulinpumper, kontinuerlige glukosemålere osv.
    - **Skjoldbruskkjertelenhet**: For pasienter med forstyrrelser i skjoldbruskkjertelen.
    - **Binyrene og hypofysen**: For sjeldnere, men like viktige lidelser.
    - **Enhet for benmetabolisme**: For behandling av sykdommer som osteoporose.
    - **Enhet for reproduksjon**: Behandling av reproduksjonsforstyrrelser knyttet til hormonelle ubalanser.
- Konsultasjonsrom :
    - Der møter endokrinologer pasienter for oppfølgingskonsultasjoner, innledende undersøkelser og løpende vurderinger.
- Endokrinologisk laboratorium :
    - Nødvendig for hormonanalyser og andre relaterte tester.
- Utdanningsområde :
    - Et rom dedikert til pasientopplæring, for eksempel i diabetesbehandling, selvadministrering av injeksjoner osv.
- Integrert apotek :
    - Å gi pasientene alle de spesifikke medisinene de trenger, for eksempel hormoner, insulin osv.

- Administrative områder :
  - Kontorer for omsorgskoordineringspersonell, saksbehandlere osv.
- Sone for forskning og utvikling :
  - Noen store endokrinologiske avdelinger kan ha en forskningsenhet for å studere nye terapier eller behandlingsmetoder eller for å delta i kliniske studier.
- Ansatte :
  - **Endokrinologer**: Leger som er spesialister i endokrinologi.
  - **Spesialsykepleiere**: Utdannet spesielt innen endokrinologi.
  - **Dietister**: Nødvendig for å håndtere diabetes og andre lidelser.
  - **Diabeteslærere**: For å lære opp pasienter i diabetesbehandling.
  - **Psykologer eller rådgivere**: For å hjelpe pasienter med å håndtere de emosjonelle utfordringene ved endokrine lidelser.
  - **Medisinske assistenter**: Hjelper til med konsultasjoner og prosedyrer.
  - **Laboratoriepersonell**: For å utføre og analysere testene.
- Teknologi og utstyr :
  - I front når det gjelder overvåking, diagnostisering og behandling av endokrine sykdommer.
- Omsorgskoordinering :
- Et effektivt system for sporing av avtaler, behandlinger, pleieplaner og kommunikasjon mellom helsepersonell.

Effektiviteten til en endokrinologisk avdeling er basert på en flytende organisasjon, der hvert element fungerer i synergi for å gi helhetlig pasientbehandling. Tverrfaglig samarbeid er kjernen i denne dynamikken, noe som sikrer at alle aspekter ved pasientens helse blir tatt i betraktning.

Interaksjon med pasienter : innledende kontakter.

Samspillet med pasientene, spesielt under den første kontakten, er et viktig øyeblikk som former det terapeutiske forholdet og etablerer et tillitsfullt klima. Når en pasient kommer inn døren til en endokrinologisk avdeling for første gang, er han eller hun ofte fylt av bekymring, spørsmål og blandede følelser, fra håp til angst. Det er nettopp i dette øyeblikket at betydningen av menneskelig kontakt kommer til syne i alle sine dimensjoner.

Å ta imot en pasient som helsepersonell betyr først og fremst å anerkjenne det unike ved pasienten, vedkommendes historie og problemstillingene rundt den medisinske behandlingen. Det innebærer å hilse varmt, smile beroligende og invitere pasienten til å uttrykke seg fritt, samtidig som man lytter oppmerksomt til det han eller hun sier. Dette første møtet er en delikat dans der klinisk dyktighet blander seg med empati, og der hvert eneste spørsmål som stilles, har som mål å forstå ikke bare den aktuelle endokrine lidelsen, men også de emosjonelle, sosiale og psykologiske konsekvensene den har.

Samtalen fortsetter som regel med en grundig gjennomgang av pasientens sykehistorie, aktuelle symptomer og forventninger, alt i et klart og forståelig språk. Samtidig spiller aktiv lytting en avgjørende rolle, da det ikke bare gjør det mulig å fange opp det som ikke blir sagt, men også å identifisere eventuelle bekymringer eller frykt som lurer i bakgrunnen.

Denne første kontakten er også en anledning til å utveksle informasjon, forklare de neste trinnene i pasientens behandling og forsikre ham eller henne om kvaliteten på behandlingen. Det er et øyeblikk der partene lærer hverandre å kjenne og knytter de første trådene til det som kan bli et tett og fruktbart samarbeid.

Den første kontakten med endokrinologiske pasienter er mye mer enn en ren medisinsk formalitet. Det er opptakten til en terapeutisk relasjon basert på tillit, velvilje og gjensidig respekt, som er de viktigste grunnpilarene for å navigere sammen mot tilfriskning.

Håndtering av endokrine nødsituasjoner.

Håndtering av endokrine nødsituasjoner er en viktig del av endokrinmedisinen og krever rask intervensjon, diagnostisk presisjon og terapeutisk ekspertise. Slike nødsituasjoner er situasjoner der en hormonell ubalanse eller en komplikasjon til en endokrin lidelse truer pasientens liv eller helse og krever umiddelbar behandling.

Når en pasient ankommer akuttmottaket med et klinisk bilde som tyder på en endokrin krise, er første skritt en rask, men grundig vurdering av pasientens tilstand. Dette innebærer ofte en kort utspørring for å kartlegge pasientens sykehistorie, inkludert medisinbruk, symptomdebut og andre mulige utløsende faktorer. Samtidig foretas det en livsvurdering for å kontrollere parametere som blodtrykk, hjertefrekvens, temperatur og oksygenmetning.

Blant de vanligste endokrine nødsituasjonene er akutt binyrebarkkrise, ofte knyttet til ubehandlet binyrebarksvikt, som viser seg ved alvorlig svakhet, hypotensjon og endret mental status. Det er også tyrotoksisk krise eller tyreoideastorm, som er en alvorlig forverring av hypertyreose. Hypoglykemisk koma, vanligvis hos diabetespasienter, der et drastisk fall i blodsukkernivået kan føre til bevissthetstap, er en annen hyppig forekommende nødsituasjon. Og vi må selvfølgelig ikke glemme hyperosmolært koma og diabetisk ketoacidose, to alvorlige komplikasjoner ved dårlig kontrollert diabetes.

Når diagnosen er stilt eller mistenkt, må behandlingen settes i gang uten forsinkelse. I de fleste av disse nødsituasjonene er tiden avgjørende, og hvert minutt teller. Tiltakene kan variere fra enkel intravenøs glukosebehandling ved hypoglykemi til mer komplekse behandlinger, som kortikosteroider ved binyrebarkkrise eller kjølebehandling ved skjoldbruskkjertelstorm.

Etter at pasienten er stabilisert, gjøres det ytterligere undersøkelser for å finne ut hva som er den underliggende årsaken til den akutte tilstanden. Dette kan omfatte en rekke laboratorietester, medisinske bilder og noen ganger en konsultasjon med en spesialist i endokrinologi.
Håndteringen av endokrine nødsituasjoner er en hårfin balansegang mellom rask handling, klinisk kompetanse og helhetlig pasientbehandling. Evnen til å handle effektivt og ta de riktige beslutningene i slike stressende situasjoner gjenspeiler ikke bare klinikerens dyktighet, men også dybden og kompleksiteten i endokrinologi som medisinsk spesialitet.

Det særegne ved nattarbeid.

Nattarbeid i legeyrket, og på mange andre områder, har unike egenskaper som skiller det fra dagarbeid. Å jobbe når mesteparten av verden sover gir et annet perspektiv, med sine egne utfordringer og fordeler.

1. Forstyrret døgnrytme :
En av de største utfordringene ved å jobbe om natten er forstyrrelsen av døgnrytmen. Vår biologiske klokke er programmert til å være våken om dagen og sove om natten. Hvis dette mønsteret brytes, kan det få konsekvenser for helsen, blant annet i form av økt tretthet, søvnforstyrrelser og økt risiko for visse sykdommer.

2. Økte krav :
Selv om nattestid kan virke roligere i noen virksomheter, er det ofte færre ansatte, noe som betyr at hver enkelt ansatt kan ha en større arbeidsbelastning, bli nødt til å håndtere nødsituasjoner med mindre støtte eller utføre oppgaver som ligger utenfor deres vanlige spesialområde.

3. Ulike arbeidsmiljøer :
Om natten er atmosfæren annerledes. Korridorene er roligere, lysene er svakere. Denne atmosfæren kan være både beroligende og tung. For noen gjør nattens ro det lettere å konsentrere seg, mens andre kan føle seg isolerte eller ensomme.

4. Beslutningstaking :
Med mindre administrativt og medisinsk personale på stedet kan nattpersonalet ofte bli stilt overfor situasjoner som krever raske, selvstendige beslutninger, noe som kan være både givende og stressende.

5. Mellommenneskelige relasjoner :
Om natten kan båndene mellom kolleger bli sterkere. I møte med de unike utfordringene som nattarbeid innebærer, utvikler det seg ofte et kameratskap mellom nattarbeiderne. Dessuten kan nattarbeidets ofte mer intime karakter også gi rom for dypere og mer meningsfylte interaksjoner med pasientene.

6. Praktiske hensyn :
Nattarbeidere må ofte tenke på detaljer som dagarbeidere
ikke tenker på. Hvor finner man et måltid midt på natten?
Hvordan sover man på dagtid når det er mye støy og lys i
omverdenen? Hvordan håndterer man familie og sosiale
forpliktelser når man jobber på tvers av hverandre?

7. Kompensasjon og ytelser :
Mange arbeidsgivere erkjenner utfordringene ved
nattarbeid og tilbyr derfor nattillegg eller tilleggsytelser for
nattansatte.
Å jobbe om natten er en helt spesiell opplevelse som
krever tilpasningsevne og utholdenhet. Selv om det ikke
passer for alle, er det mange som finner uventet
tilfredsstillelse og fordeler i nattens rolige og unike verden.

Kapittel 3

TEKNIKKER OG PROSEDYRER

Blodprøvetaking og hormonprøver.

Blodprøvetaking og hormontesting er viktige verktøy innen endokrinologi, og gjør det mulig å vurdere og diagnostisere ulike tilstander knyttet til hormonelle ubalanser. Når kroppen viser symptomer som tyder på en endokrin lidelse, er det ofte nødvendig å analysere konsentrasjonen av hormoner i blodet for å bekrefte eller avkrefte en mistenkt diagnose.

Blodprøver :
Det første trinnet i en hormontest er vanligvis en blodprøve. Den tas av en sykepleier eller laboratorietekniker, og innebærer at en nål stikkes inn i en blodåre, vanligvis ved albuen, for å ta en blodprøve. Testen går som regel raskt, og selv om den kan være ubehagelig, tolereres den vanligvis godt.

Det er verdt å merke seg at for noen hormonprøver er tidspunktet for prøvetaking avgjørende. Noen hormoner, som kortisol, følger for eksempel en døgnrytme og kan kreve prøvetaking på et bestemt tidspunkt på dagen. Andre tester kan kreve faste eller spesielle forhold før prøvetaking.

Hormonprøver :
Når blodprøven er tatt, sendes den til laboratoriet for analyse. Her er noen av de vanligste hormontestene:

- Test av skjoldbruskkjertelen :
    - TSH (skjoldbruskkjertelstimulerende hormon): For å vurdere skjoldbruskkjertelfunksjonen.
    - T3 og T4 (skjoldbruskkjertelhormoner): Måler nivåene av hormoner som produseres av skjoldbruskkjertelen.

- Test av binyrene:
    - Kortisol: Et hormon som produseres av binyrene, og som er spesielt viktig i responsen på stress.
    - Aldosteron og renin: Nyttig for å vurdere væskebalanse og blodtrykk.
- Reproduksjonstester :
    - LH og FSH: Gonadotrope hormoner som er involvert i reproduksjon.
    - Østradiol, progesteron, testosteron: Kvinnelige og mannlige kjønnshormoner.
- Undersøkelser av bukspyttkjertelen :
    - Insulin og C-peptid: For å vurdere betacellenes funksjon i bukspyttkjertelen.
    - Glukose: For å diagnostisere eller overvåke diabetes.
- Andre tester :
    - Biskjoldbruskkjertelhormon (PTH): Knyttet til biskjoldbruskkjertlene og kalsiummetabolismen.
    - Veksthormon: Viktig for vekst og stoffskifte.

Når testene er gjennomført, tolkes resultatene av endokrinologen, som vurderer om hormonnivåene ligger innenfor normalområdet eller om de tyder på en ubalanse eller tilstand. Denne informasjonen er avgjørende for å kunne stille en presis diagnose og styre pasientens behandling.

Administrering av behandlingen.

Administrering av behandlinger innen endokrinologi er en delikat oppgave som krever en grundig forståelse av endokrine lidelser og legemidlene som brukes til å behandle dem. Hormoner spiller i seg selv en regulerende rolle i kroppen, og erstatning eller modulering av hormoner må utføres med presisjon for å unngå potensielt skadelige ubalanser.

1. Administrasjonsmetoder :

- **Oralt:** Mange endokrine behandlinger gis oralt i form av tabletter eller kapsler, for eksempel skjoldbruskkjertelhormoner eller visse diabetesmedisiner.
- **Injeksjon:** Noen behandlinger, for eksempel insulin eller veksthormon, gis som injeksjon, enten subkutant, intramuskulært eller, i sjeldnere tilfeller, intravenøst.
- **Infusjonspumper:** For eksempel insulinpumper som kontinuerlig administrerer insulin med basal hastighet og gir ekstra doser ved måltidene.
- **Implantater og depotinjeksjoner:** For eksempel testosteronimplantater eller intrauterint utstyr som frigjør gestagener.
- **Topisk:** i form av geler eller plaster, som visse testosteron- eller østrogenbaserte behandlinger.

2. Dosering :

Nøyaktig dosering er avgjørende. En over- eller underdosering kan få alvorlige konsekvenser. Regelmessig overvåking av blodnivåene av et hormon eller legemiddel kan være nødvendig for å justere doseringen.

3. Overvåking og tilpasning :

Behandlingens effekt og toleranse må overvåkes regelmessig. Dette kan omfatte blodprøver, fysiske undersøkelser og samtaler med pasienten for å kartlegge eventuelle bivirkninger eller vedvarende symptomer.

4. Pasientopplæring :

Det er viktig å lære pasienten hvor viktig det er å ta behandlingen som foreskrevet, å gjenkjenne tegn på over- eller underdosering og å vite når man skal søke råd. For noen behandlinger, for eksempel insulin, kan pasienten også trenge opplæring i injeksjonsteknikk.

5. Interaksjoner med legemidler :
Hormoner kan interagere med andre legemidler som pasienten tar. Det er derfor viktig å overvåke disse interaksjonene og justere behandlingen deretter.

6. Psykologiske aspekter :
Inntak av hormoner kan påvirke humør og atferd. Det er viktig å følge opp og støtte pasienten på disse områdene, om nødvendig i samarbeid med annet helsepersonell.

Endokrinologisk behandling er en kompleks oppgave som krever konstant oppmerksomhet, medisinsk ekspertise og tett samarbeid med pasienten. Hver pasient er unik, og behandlingen må tilpasses individuelt for å sikre best mulig resultat.

Forebygging av komplikasjoner.

Forebygging av komplikasjoner er en viktig del av behandlingen av endokrine lidelser. På grunn av hormonenes regulerende effekt på mange kroppsfunksjoner kan ubalanse eller uhensiktsmessig behandling føre til en rekke komplikasjoner, noen av dem alvorlige. Det er derfor viktig å ta i bruk forebyggende strategier.

1. Pasientopplæring og opplæring :
Et av de første skrittene for å forebygge komplikasjoner er å sørge for at pasientene er godt informert om sykdommen sin, hvilke behandlinger som er foreskrevet og hvordan de bør oppføre seg. En diabetespasient må for eksempel få opplæring i egenkontroll av blodsukkeret, hvordan man

justerer insulindosen, hvordan man gjenkjenner tegn på hyperglykemi eller hypoglykemi og hvordan man griper inn.

2. Regelmessige legekontroller :
Tett oppfølging gjør det mulig å identifisere og behandle potensielle forstyrrelser raskt. Dette kan omfatte regelmessige konsultasjoner hos en endokrinolog, regelmessige blodprøver og andre diagnostiske undersøkelser.

3. Terapeutisk etterlevelse :
Det er viktig at pasientene følger den foreskrevne behandlingsplanen, enten det dreier seg om å ta medisiner, endre livsstil eller følge andre medisinske anbefalinger. Manglende etterlevelse kan øke risikoen for komplikasjoner betydelig.

4. Sunn livsstil :
Mange endokrine sykdommer, som diabetes type 2 og osteoporose, kan påvirkes av livsstilen. Et balansert kosthold, regelmessig fysisk aktivitet og begrensning av alkoholforbruk og røyking kan bidra til å forebygge komplikasjoner.

5. Omsorgskoordinering :
Samarbeid mellom ulike helseprofesjoner, som fastleger, endokrinologer, ernæringsfysiologer, spesialsykepleiere og psykologer, kan sikre en helhetlig pasientbehandling.

6. Identifisere og håndtere risikofaktorer :
Dette kan omfatte blodtrykkskontroll, vektkontroll, overvåking av lipidprofiler og andre tiltak for å redusere risikoen forbundet med visse endokrine lidelser.

7. Vaksinasjoner og forebygging av infeksjoner :
For eksempel er diabetespasienter mer utsatt for infeksjoner. Regelmessige vaksinasjoner, som for eksempel

influensavaksine eller pneumokokkvaksine, kan derfor anbefales.

<u>8. Øke bevisstheten om viktigheten av overvåking :</u>
Motiver pasientene til å ta aktivt del i behandlingen, til å innse viktigheten av oppfølgingsbesøk og til ikke å overse uvanlige symptomer.

Forebygging av komplikasjoner innen endokrinologi er en proaktiv tilnærming som involverer både helsepersonell og pasienter. Den er basert på god opplæring, regelmessig overvåking, etterlevelse av behandlingen og omfattende behandling, med sikte på å sikre optimal livskvalitet for pasienten og samtidig minimere risikoen forbundet med sykdommen og behandlingen.

Terapeutisk pasientopplæring.

Terapeutisk pasientopplæring er et samarbeid mellom helsepersonell og pasient, med fokus på empowerment og aktivt ansvar for egen helse. Målet er å gi pasientene de ferdighetene og kunnskapene de trenger for å håndtere sykdommen, forbedre livskvaliteten og forebygge komplikasjoner.
Kjernen i denne pedagogiske tilnærmingen er erkjennelsen av at den enkelte ikke bare er mottaker av instruksjoner, men en fullverdig aktør i sin egen behandling. Det er i denne konteksten at det etableres en rik toveisdialog, der pasientene oppmuntres til å stille spørsmål, dele sine bekymringer og uttrykke sine behov og ønsker knyttet til sykdommen.

Terapeutisk opplæring er ikke begrenset til å forstå sykdommen eller den foreskrevne behandlingen. Den omfatter også evnen til å gjenkjenne og reagere på symptomer, forstå viktigheten av å følge behandlingen, håndtere de psykologiske og emosjonelle aspektene ved sykdommen og innta en sunn livsstil. Hver opplæringsøkt er derfor en mulighet for pasienten til å tilegne seg eller styrke disse ferdighetene, med støtte og ekspertise fra helseteamet.

Helsepersonellets rolle i denne prosessen er avgjørende. I tillegg til å gi nøyaktig og oppdatert informasjon må de også være gode lyttere, vise empati, tilpasse samtalen til pasientens forståelsesnivå og oppmuntre pasienten til aktiv deltakelse. Det er en respektfull utveksling der pasienten føler seg verdsatt og støttet.

Etter hvert som pasientene fordyper seg i denne opplæringsprosessen, blir fordelene tydelige. Større autonomi i håndteringen av sykdommen, færre sykehusinnleggelser og komplikasjoner, bedre livskvalitet og større tilfredshet med behandlingen er bare noen av de mange fordelene.

Terapeutisk pasientopplæring er en harmonisk dans der klinisk ekspertise møter medmenneskelighet, og der hvert eneste skritt, hver eneste bevegelse, er rettet mot det endelige målet: pasientens velvære og mestring av sykdommen.

Kapittel 4

SYKDOMMER OG BEHANDLING

Diabetes mellitus : en global epidemi.

• Forståelse av sykdommen.

Diabetes mellitus er en tilstand som tiltrekker seg mye oppmerksomhet, og med god grunn: Det er en kronisk sykdom som øker i omfang over hele verden, og som rammer millioner av mennesker i alle aldre og fra alle samfunnslag. For å forstå denne sykdommen må vi først og fremst gå inn i kroppens indre for å finne ut hvilke mekanismer som regulerer blodsukkernivået.

I hjertet av kroppen vår spiller bukspyttkjertelen en nøkkelrolle. Denne kjertelen, som ligger bak magesekken, produserer et viktig hormon: insulin. Som en orkesterdirigent setter insulin tempoet og regulerer mengden glukose, eller sukker, i blodet. Når maten omdannes til glukose etter at vi har spist, er det insulinet som gjør det mulig for kroppens celler å bruke glukosen som energikilde eller lagre den til senere bruk.

Diabetes mellitus oppstår når denne delikate prosessen forstyrres. Det finnes to hovedtyper:

- **Type 1-diabetes**: Her produserer kroppen lite eller ikke noe insulin fordi de insulinproduserende cellene i bukspyttkjertelen ødelegges av pasientens immunsystem. Denne formen for diabetes opptrer vanligvis hos unge mennesker, derav det tidligere navnet "ungdomsdiabetes". De nøyaktige årsakene til denne autoimmune ødeleggelsen er fortsatt under utredning, men genetiske og miljømessige faktorer ser ut til å være involvert.

- **Type 2-diabetes**: Denne typen diabetes er mye vanligere og kjennetegnes av insulinresistens. Det betyr at selv om bukspyttkjertelen produserer insulin, reagerer ikke kroppen effektivt på det. Over tid kan det hende at bukspyttkjertelen ikke lenger produserer nok insulin til å opprettholde et normalt blodsukkernivå. Denne formen for diabetes er ofte forbundet med alder, overvekt, en stillesittende livsstil og genetiske faktorer.

Konsekvensene av ukontrollert blodsukker er mange og kan påvirke nesten alle organer. Langtidskomplikasjoner omfatter blant annet hjerte-, nyre-, øye- og nerveproblemer. I tillegg kan det ta lengre tid å lege sår, og risikoen for infeksjoner øker.
Vanlige symptomer på diabetes, enten det er type 1 eller type 2, er intens tørste, hyppig vannlating, vedvarende tretthet, uforklarlig vekttap (mer vanlig ved type 1), tåkesyn og overdreven sult.

Behandlingen av diabetes er basert på en kombinasjon av medisiner (som insulin eller orale antidiabetika), et balansert kosthold, regelmessig fysisk aktivitet og nøye overvåking av blodsukkernivået.
Kort sagt er diabetes mellitus en stor medisinsk og sosial utfordring. For å forstå og håndtere sykdommen kreves det en omfattende, tverrfaglig tilnærming som setter pasienten i sentrum, samtidig som vi benytter oss av vitenskapelige og medisinske fremskritt for å gi stadig mer personlig tilpasset og effektiv behandling.

• Omsorg og intervensjon.
Diabetes mellitus-behandling og -intervensjoner er en viktig del av håndteringen av denne komplekse sykdommen. Nøkkelen ligger i en omfattende, individualisert tilnærming til hver enkelt pasient for å sikre optimal glykemisk kontroll og samtidig bevare livskvaliteten.

1. Overvåking av blodsukkernivået :
Dette er det sentrale elementet i diabetesoppfølgingen. Regelmessig måling av blodsukkernivået, enten det er ved hjelp av hjemmemålere, kontinuerlige glukosemålere eller laboratorietester som HbA1c (som gir et gjennomsnittlig

glukosenivå over 3 måneder), bidrar til å justere behandlingen og forebygge komplikasjoner.

2. Antidiabetika :

- **Insulinbehandling**: For pasienter med type 1-diabetes og noen pasienter med type 2-diabetes er insulinbehandling avgjørende. Insulin kan gis ved hjelp av vanlige injeksjoner eller insulinpumper.
- **Orale antidiabetika**: Brukes hovedsakelig ved type 2-diabetes og virker på ulike måter, for eksempel ved å øke insulinutskillelsen, forbedre insulinfølsomheten eller bremse opptaket av glukose i tarmen.

3. Kostholdsråd :

Et balansert og riktig kosthold er grunnleggende for å håndtere diabetes. Hovedvekten ligger på et fiberrikt kosthold med lite enkelt sukker og et kontrollert inntak av komplekse karbohydrater. En spesialisert ernæringsfysiolog kan gi uvurderlige råd om valg av mat, porsjonsstørrelser og måltiders innvirkning på blodsukkernivået.

4. Fysisk aktivitet :

Regelmessig mosjon bidrar til å forbedre insulinfølsomheten, kontrollere blodsukkernivået og opprettholde en sunn vekt. Anbefalingene skreddersys etter pasientens forutsetninger og preferanser.

5. Forebygging og behandling av komplikasjoner :

Dette inkluderer regelmessige konsultasjoner hos spesialister som øyeleger for å overvåke diabetisk retinopati, fotterapeuter for fotpleie eller nefrologer for å overvåke nyrefunksjonen.

6. Terapeutisk utdanning :

Lære pasientene å håndtere sykdommen sin, tilpasse behandlingen, gjenkjenne og behandle hypo- eller hyperglykemiske episoder, og lære dem atferd som er gunstig for helsen.

7. Psykologisk støtte :
Når man får en kronisk diagnose, er det viktig å ta tak i det emosjonelle aspektet. Psykologisk støtte, enten individuelt eller i gruppe, kan bidra til å håndtere stress, angst og depresjon forbundet med sykdommen.

8. Teknologiske innovasjoner :
I dag finnes det verktøy som kontinuerlige glukosemålere, mobile sporingsapplikasjoner og smarte insulinpumper som kan forbedre diabetesbehandlingen betraktelig.

Hver intervensjon eller behandling er skreddersydd til pasientens individualitet, diabetestype, behov og livsstil. Tett samarbeid mellom pasienten, endokrinologen og hele det medisinske teamet er hjørnesteinen i vellykket behandling av diabetes mellitus, med sikte på å oppnå optimal glykemisk kontroll og et fullverdig liv.

• Behandling av hypoglykemi og hyperglykemi.

Håndtering av hypoglykemi og hyperglykemi er avgjørende for personer med diabetes. Disse svingningene i blodsukkernivået kan få konsekvenser som spenner fra mildt ubehag til potensielt dødelig utfall hvis de ikke behandles raskt og effektivt.

Hypoglykemi :
Hypoglykemi oppstår når blodsukkernivået er unormalt lavt, vanligvis under 70 mg/dL, selv om denne grensen kan variere fra person til person.
  - **Vanlige symptomer:** Skjelving, svetting, svimmelhet, sult, irritabilitet, hjertebank, forvirring, svakhet, utydelig tale, døsighet og i alvorlige tilfeller bevissthetstap eller kramper.

- Ledelse :
- "15"-regelen brukes ofte: Spis 15 gram hurtigvirkende karbohydrater (for eksempel 3-4 sukkerbiter, et glass appelsinjuice eller glukosegelé) og sjekk blodsukkeret etter 15 minutter. Hvis det fortsatt er lavt, spiser du ytterligere 15 g karbohydrater.
- Unngå å spise mat med høyt fettinnhold for å korrigere hypoglykemi, da dette reduserer opptaket av glukose.
- Når blodsukkernivået har stabilisert seg, bør du spise et balansert mellommåltid for å unngå en ny hypoglykemi hvis det er mer enn en time til neste måltid.

Hyperglykemi :

Hyperglykemi refererer til unormalt høye blodsukkernivåer. Selv om det kan være individuelle variasjoner, anses det generelt å foreligge når blodsukkernivået overstiger 180 mg/dl etter et måltid.

- **Vanlige symptomer**: Overdreven tørste, hyppig vannlating, tretthet, tåkesyn, langsom sårtilheling og i alvorlige tilfeller rask pust, fruktig pustelukt og bevisstløshet.
  - Ledelse :
  - Kontroller blodsukkernivået regelmessig og juster behandlingen i henhold til legens anbefalinger.
  - Drikk rikelig med vann for å skille ut overflødig glukose gjennom urinen.
  - Unngå sukkerholdig drikke eller mat som kan øke blodsukkernivået ytterligere.
  - Oppsøk lege hvis blodsukkernivået forblir høyt eller hvis det oppstår symptomer på ketose (fruktig lukt i pusten, kvalme, oppkast, magesmerter).

I begge situasjoner er det viktig å være godt informert og forberedt. Det betyr at man alltid må ha glukose eller en karbohydratkilde tilgjengelig for å behandle hypoglykemi, eller ha mulighet til å sjekke blodsukkernivået hvis det oppstår symptomer på hyperglykemi. I tillegg kan regelmessig kommunikasjon med helsepersonell og løpende diabetesopplæring bidra til å forebygge og effektivt håndtere slike blodsukkerepisoder.

Forstyrrelser i skjoldbruskkjertelen.

• Hypertyreose og hypotyreose.

Hypertyreose og hypotyreose er to vanlige forstyrrelser i det endokrine systemet som påvirker funksjonen til skjoldbruskkjertelen, et sommerfuglformet organ som ligger nederst på halsen. Denne kjertelen produserer skjoldbruskkjertelhormoner, hovedsakelig tyroksin (T4) og trijodtyronin (T3), som spiller en nøkkelrolle i reguleringen av kroppens energiomsetning.

Hypertyreose :
Hypertyreose er en overproduksjon av skjoldbruskkjertelhormoner.
- Vanlige årsaker:
    - Graves' sykdom: en autoimmun sykdom der kroppen produserer antistoffer som overstimulerer skjoldbruskkjertelen.
    - Toksisk multinodulær struma: tilstedeværelse av knuter eller ikke-kreftsvulster som produserer for mye skjoldbruskkjertelhormon.
    - Skjoldbruskkjertelbetennelse: en betennelse i skjoldbruskkjertelen, som noen ganger frigjør for mye lagrede hormoner.
- Vanlige symptomer:
    - Hjertebank, skjelving, irritabilitet.
    - Uforklarlig vekttap, økt appetitt.

- Overdreven svetting, varmeintoleranse.
- Diaré eller hyppig avføring.
- Eksorberte øyne eller øyeirritasjon (spesielt ved Graves' sykdom).
- Utmattelse.
- Ledelse og behandling :
    - Legemidler mot skjoldbruskkjertelen (f.eks. metimazol).
    - Radioaktivt jod for å redusere kjertelens størrelse og aktivitet.
    - Kirurgi (tyreoidektomi) i visse tilfeller.
    - Betablokkere for å redusere visse symptomer.

Hypotyreose :

Det beskriver en situasjon der skjoldbruskkjertelen ikke produserer nok hormoner.

- Vanlige årsaker:
    - Hashimotos tyreoiditt: en autoimmun sykdom der skjoldbruskkjertelen gradvis ødelegges.
    - Behandling av hypertyreose (radioaktivt jod eller kirurgi) som reduserer aktiviteten i skjoldbruskkjertelen for mye.
    - Visse legemidler, for eksempel litium.
    - Mangel på jod i kosten.
- Vanlige symptomer:
    - Tretthet, svakhet.
    - Uforklarlig vektøkning, problemer med å gå ned i vekt.
    - Tørr hud, sprøtt hår og håravfall.
    - Følelse av kulde.
    - Forstoppelse.
    - Nedstemthet eller depresjon.
- Administrasjon og behandling :
    - Levotyroksin: et legemiddel som erstatter det manglende skjoldbruskkjertelhormonet.
    - Regelmessig kontroll av skjoldbruskkjertelhormonnivåene for å justere levotyroksindosen ved behov.

- Kostholdshensyn for å sikre tilstrekkelig jodinntak.

For å forstå disse to sykdommene kreves det en helhetlig tilnærming som ikke bare tar hensyn til de kliniske symptomene, men også til pasientens emosjonelle og psykologiske behov. Etterlevelse av behandlingen, regelmessige kontroller og pasientopplæring er avgjørende for optimal behandling av både hypertyreose og hypotyreose.

• Kreft i skjoldbruskkjertelen.

Selv om kreft i skjoldbruskkjertelen er mindre vanlig enn andre kreftformer, har forekomsten økt de siste årene, noe som ofte tilskrives bedre oppdagelsesteknikker. Skjoldbruskkjertelen, en sommerfuglformet endokrin kjertel som ligger nederst på halsen, spiller en avgjørende rolle i reguleringen av kroppens stoffskifte gjennom produksjon av hormoner.

Typer av kreft i skjoldbruskkjertelen :
- **Papillært karsinom**: Dette er den vanligste typen. Den vokser vanligvis langsomt og utvikler seg i follikkelcellene.
- **Follikulært karsinom**: Mindre vanlig enn papillært karsinom, men utvikles også i follikulære celler og kan spre seg videre i kroppen.
- **Medullært karsinom**: Dette starter i skjoldbruskkjertelens C-celler (parafollikulære celler), som produserer hormonet kalsitonin. Utviklingen er generelt mer aggressiv enn ved papillært eller follikulært karsinom.
- **Anaplastisk karsinom: Dette er** en sjelden, men svært aggressiv type skjoldbruskkjertelkreft som utvikler seg raskt.

<u>Symptomer :</u>
Mange kreftformer i skjoldbruskkjertelen gir i utgangspunktet ingen symptomer. Etter hvert som sykdommen utvikler seg, kan det imidlertid oppstå symptomer:
- En masse eller knute på halsen, som ofte oppdages ved en fysisk undersøkelse eller ved en tilfeldighet i forbindelse med bildediagnostikk.
- Smerter i halsen eller nakken.
- Stemmeforandringer, spesielt hes stemme.
- Vanskeligheter med å svelge.
- Kortpustethet eller tungpustethet.
- Hovne lymfeknuter i nakken.

<u>Diagnose :</u>
- **Ultralyd av skjoldbruskkjertelen**: Dette er det første trinnet i vurderingen av knutenes størrelse og struktur.
- **Finnålsbiopsi**: Brukes til å analysere prøver av skjoldbruskkjertelvev for å påvise kreftceller.
- **Blodprøver**: For å vurdere skjoldbruskkjertelfunksjonen og måle nivået av skjoldbruskkjertelhormoner.
- **Skanning av skjoldbruskkjertelen**: Brukes til å bestemme om en knute er "varm" eller "kald", noe som kan bidra til å avgjøre om den sannsynligvis er godartet eller ondartet.

<u>Behandling :</u>
Behandlingen avhenger av kreftsykdommens type og stadium, samt pasientens generelle helsetilstand:
- **Kirurgi**: Total eller delvis tyreoidektomi utføres vanligvis for å fjerne hele eller deler av skjoldbruskkjertelen.
- **Radioaktiv jodbehandling (RAI):** Brukes etter operasjonen for å ødelegge eventuelle gjenværende skjoldbruskkjertelceller.
- **Hormonbehandling**: For å erstatte skjoldbruskkjertelhormoner og hemme utskillelsen av TSH, som kan stimulere veksten av kreftceller.

- **Strålebehandling eller cellegift**: Vanligvis forbeholdt mer aggressive eller fremskredne kreftformer.

<u>Prognose</u> :

Prognosen for kreft i skjoldbruskkjertelen er generelt god, særlig for unge personer og for kreftformer som oppdages på et tidlig stadium. Papillære og follikulære karsinomer kan ofte kureres, mens medullære og anaplastiske karsinomer byr på større utfordringer.

Forebygging, tidlig oppdagelse og riktig behandling er avgjørende for å sikre best mulig utfall for personer med kreft i skjoldbruskkjertelen. Forskningen fortsetter også å gjøre fremskritt når det gjelder å forstå og behandle denne sykdommen.

• Postoperativ oppfølging.

Postoperativ oppfølging er et viktig skritt etter alle kirurgiske inngrep, inkludert skjoldbruskkjertelkirurgi. Formålet er å overvåke pasientens rekonvalesens, oppdage og håndtere eventuelle komplikasjoner og sikre at behandlingsmålene er nådd, spesielt i forbindelse med kreftkirurgi i skjoldbruskkjertelen.

1. Umiddelbar overvåking :

- **Smerter**: Smerter og ubehag på snittstedet er vanlig og kan behandles med foreskrevne smertestillende midler.

- **Stemmefunksjon**: Operasjoner i skjoldbruskkjertelen kan noen ganger påvirke strupenervene, så det er viktig å følge med på eventuelle endringer i stemmen eller talevansker.

- **Kalsium**: Kalsiumnivået kan synke hvis biskjoldbruskkjertlene ved siden av skjoldbruskkjertelen skades under operasjonen, noe som kan føre til nummenhet, prikking eller muskelkramper.

2. Overvåking på mellomlang og lang sikt :
- **Tilheling**: Kirurgen vurderer arret for å forsikre seg om at det gror som det skal, og foreslår eventuelt behandlinger eller anbefalinger for å minimere arrets utseende.
- **Skjoldbruskkjertelfunksjon**: Etter en total tyreoidektomi må pasientene sannsynligvis ta erstatningspreparater for skjoldbruskkjertelen resten av livet. Regelmessige blodprøver gjør det mulig å justere dosen.
- **Kreftovervåking**: For de som har blitt operert for kreft i skjoldbruskkjertelen, er overvåking viktig for å oppdage eventuelle tilbakefall. Dette kan omfatte blodprøver for å måle tyreoglobulinnivået, ultralydundersøkelser og noen ganger skanning av skjoldbruskkjertelen.
- **Radioaktiv jodbehandling**: Noen pasienter kan ha behov for radioaktiv jodbehandling etter operasjonen for å eliminere gjenværende skjoldbruskkjertelceller eller for å behandle tilbakevendende kreft.

3. Komplikasjoner og behandling :
- **Hypokalsemi**: Hvis biskjoldbruskkjertlene er påvirket, kan det være nødvendig med kalsium- og D-vitamintilskudd.
- Stemmekomplikasjoner: Stemmeterapi kan tilbys hvis pasienten har vedvarende problemer med stemmen.
- **Lymfødem**: Noen ganger kan det oppstå opphopning av lymfevæske i nakken, noe som krever fysioterapi eller andre tiltak.

4. Emosjonell og psykologisk støtte :
Kreftoperasjon og -diagnose kan være følelsesmessig belastende. Psykologisk oppfølging i form av terapisamtaler, støttegrupper eller konsultasjoner med spesialister kan være nyttig.

5. Pasientopplæring og empowerment :
Gi detaljert informasjon om postoperativ behandling, gjenkjenning av tegn på komplikasjoner, viktigheten av å ta medisiner regelmessig og kostholdsråd.
Den postoperative oppfølgingen er et samarbeid mellom pasienten og det medisinske teamet med fokus på rekonvalesens, forebygging av komplikasjoner og optimal livskvalitet. Hvert trinn, fra umiddelbar overvåking til regelmessige langtidskontroller, er avgjørende for å sikre best mulig resultat for pasienten.

Tilstander som påvirker binyrene, hypofysen og biskjoldbruskkjertlene.

De endokrine kjertlene spiller en grunnleggende rolle i reguleringen av kroppens funksjoner gjennom produksjonen av hormoner. Blant disse er binyrene, hypofysen og biskjoldbruskkjertlene avgjørende for den fysiologiske balansen. Tilstander som påvirker disse kjertlene kan føre til en rekke metabolske forstyrrelser.

Binyrene :
De ligger over hver nyre og produserer en rekke hormoner, blant annet kortisol, aldosteron og androgener.

- **Hyperkortisisme**: Vanligvis kjent som Cushings syndrom, og kjennetegnes av en overproduksjon av kortisol. Symptomer: fedme sentrert rundt overkroppen, avrundet ansikt, lilla strekkmerker, muskel- og bensvakhet, høyt blodtrykk.
- **Hypofunksjon (eller binyrebarkinsuffisiens)**: Kalles også Addisons sykdom og skyldes utilstrekkelig produksjon av kortisol og ofte aldosteron. Symptomer: tretthet, vekttap, mørke flekker på huden, lavt blodtrykk.

<u>Hypofysen</u> :
Denne lille kjertelen ligger ved hjernens basis og kalles ofte "hovedkjertelen" fordi den regulerer mange andre endokrine kjertler.

- **Hypofyseadenom**: En godartet svulst som kan trykke på nærliggende vev eller produsere et overskudd av hormoner. Symptomene avhenger av hormonoverskuddet.
- **Hypofyseinsuffisiens**: Nedsatt produksjon av ett eller flere hypofysehormoner. Symptomene avhenger av hvilket hormon som er utilstrekkelig.

<u>Biskjoldbruskkjertel</u> :
Fire små kjertler som ligger bak skjoldbruskkjertelen og regulerer kalsium og fosfat i kroppen.

- **Hyperparatyreoidisme**: resulterer i en overproduksjon av parathormon, som øker kalsiumnivået. Symptomer: Beinsvakhet, nyrestein, magesmerter og tretthet.
- **Hypoparatyreoidisme**: Utilstrekkelig produksjon av biskjoldbruskkjertelhormon, noe som fører til lave nivåer av kalsium i blodet. Symptomer: muskelkramper, prikking, muskelspasmer, tørt hår, sprø negler.

Behandlingen av disse tilstandene avhenger av den underliggende årsaken og de tilhørende symptomene. Behandlingen kan omfatte medikamenter som erstatter eller hemmer hormonproduksjonen, kirurgi for å fjerne svulster eller kjertler og målrettede behandlinger for å behandle spesifikke symptomer.

Kompleksiteten i disse tilstandene understreker viktigheten av en tverrfaglig tilnærming til behandlingen, der endokrinologer, kirurger, radiologer og andre spesialister deltar for å sikre best mulig resultat for hver enkelt pasient. Regelmessig oppfølging er også viktig, ettersom hormonbalansen er følsom og pasientenes behov kan endre seg over tid.

Kapittel 5

KOMMUNIKASJON OG SAMARBEID

Kommunisere effektivt
med pasienter og deres familier.

Å kommunisere med pasienter og pårørende er en delikat kunst som er dypt sammenvevd med legevitenskapen. I den hektiske hverdagen på sykehus, klinikker og legekontorer, der teknologi, diagnostisering og behandling står i høysetet, er det viktig å ikke glemme den menneskelige siden av helbredelse. Ordene vi velger, tonen vi bruker og til og med kroppsspråket vårt kan ha stor innvirkning på hvordan pasientene oppfatter tilstanden sin, følger behandlingen og til syvende og sist blir friske.

Det første steget er å etablere et tillitsforhold. Dette starter med aktiv lytting, der man gir full og udelt oppmerksomhet til det pasienten eller familien sier. Det handler ikke bare om å tyde ordene, men også de underliggende følelsene: frykt, usikkerhet og håp. Ved å anerkjenne disse følelsene menneskeliggjør vi den medisinske erfaringen og anerkjenner at hver pasient har en historie, drømmer, frykt og forhåpninger.

Det er også viktig å gi informasjon som er tydelig og forståelig. Medisinske termer kan noen ganger virke som et fremmed språk for uinnvidde. Det er viktig å forenkle fagspråket, bruke analogier eller metaforer og sørge for at pasienten og de pårørende har en klar forståelse av tilstanden, behandlingsplanen og eventuelle bivirkninger eller komplikasjoner.
Men kommunikasjon betyr ikke bare å snakke, men også å stille spørsmål og oppmuntre pasienter og pårørende til å stille sine egne. Ved å skape en åpen dialog kan bekymringer uttrykkes og usikkerhet avklares.

Kommunikasjon handler også om det som ikke blir sagt. Noen ganger kan en beroligende berøring, et øyeblikks stillhet eller en enkel gest av empati formidle mer enn ord.

Det er også viktig å være oppmerksom på kulturelle forskjeller, tro og verdier som kan påvirke oppfatningen av sykdom og behandling.

Til slutt: Samarbeid er nøkkelen. Hver eneste pasient er unik, og det samme gjelder familiene deres. Ved å jobbe sammen som et team kan leger, sykepleiere, pasienter og pårørende sikre at omsorgen som gis, ikke bare er teknisk riktig, men også dypt human.

Effektiv kommunikasjon med pasienter og pårørende er ingen luksus, men en nødvendighet. Det er selve hjertet i medisinen, og kanskje det mest effektive helbredelsesverktøyet vi har til rådighet.

Håndtering av komplekse saker: koordinering med andre avdelinger.

I den medisinske verdenen, der hver spesialitet tar seg av ulike aspekter av helse, krever håndteringen av komplekse tilfeller ofte tett koordinering mellom ulike tjenester. Dette tverrfaglige samarbeidet er avgjørende for å gi helhetlig behandling, sikre en smidig overgang, unngå dobbeltarbeid og optimalisere ressursbruken.

Komplekse tilfeller defineres vanligvis som en kombinasjon av flere helseproblemer, som kan være både kroniske og akutte, fysiske og psykiske. En pasient med diabetes, høyt blodtrykk eller depresjon som nettopp har gjennomgått en operasjon, krever for eksempel ekspertise fra flere spesialister: en endokrinolog, en kardiolog, en psykiater, en kirurg og sannsynligvis annet helsepersonell.

Sentralt i case management står fastlegen eller den koordinerende sykepleieren. De spiller ofte rollen som "orkesterdirigent", utarbeider behandlingsplanen, sørger for at alle nødvendige tiltak planlegges og følges opp, og sikrer kommunikasjonen mellom alle involverte spesialister.

Men det er ikke alt. I tillegg til spesialistkonsultasjoner involverer koordineringen ofte også rehabiliterings- eller fysioterapitjenester, ernæringsfysiologer, sosionomer, psykologer og noen ganger mer spesialiserte tjenester som onkologi, nefrologi eller kardiologi. Når en pasient blir innlagt på sykehus, omfatter koordineringen også avdelingsteamet, inkludert sykepleiere, pleieassistenter, farmasøyter og annet helsepersonell.

Kommunikasjon er derfor hjørnesteinen i denne samordningen. Den må være tydelig, presis og pasientsentrert. Elektroniske journaler, tverrfaglige møter og strukturerte henvisningssystemer er viktige verktøy for å lette denne kommunikasjonen.

Men selv om disse verktøyene er viktige, kan de ikke erstatte det menneskelige elementet. Evnen til å lytte, til å forstå andre spesialisters perspektiver og fremfor alt til å sette pasienten i sentrum for alle beslutninger er det som skiller enkel koordinering fra effektiv koordinering.

Håndtering av komplekse saker gjennom koordinering på tvers av avdelinger er en utfordring som krever både teknisk ekspertise og mellommenneskelige ferdigheter. Det er en delikat ballett, der hver enkelt aktør må kjenne sin rolle og være klar til å tilpasse seg pasientens behov. Men når det gjøres på riktig måte, kan resultatene være transformerende og gi pasientene en helhetlig behandling som tar hensyn til alle deres bekymringer og behov.

Kapittel 6

PEDIATRISK ENDOKRINOLOGI

Spesifikke utfordringer
barn og tenåringer.

Å ta seg av barn og tenåringer byr på unike utfordringer som går langt utover det man møter hos voksne. I tillegg til at kropp og sinn er i konstant endring, må de også navigere i livets omveltninger, samtidig som de prøver å forstå sin egen identitet og plass i verden.

1. Vekst og utvikling: I motsetning til voksne vokser og utvikler barn seg hele tiden. Det betyr at deres medisinske, ernæringsmessige og emosjonelle behov kan endre seg raskt. Medisiner og behandlinger må ofte tilpasses barnets størrelse og alder, og det som fungerer på ett tidspunkt, er kanskje ikke hensiktsmessig noen måneder senere.

2. Kommunikasjon: Barn og tenåringer har ikke alltid ferdigheter eller ordforråd til å uttrykke følelser, smerter eller bekymringer. Derfor må vi ofte lese mellom linjene, bruke alderstilpassede kommunikasjonsteknikker og noen ganger stole mer på observasjon enn på ord.

3. Samtykke og selvbestemmelse: Det kan være vanskelig å finne den rette balansen mellom respekt for tenåringens selvbestemmelse og behovet for foreldrenes samtykke, særlig når det gjelder sensitive temaer som seksuell helse, psykisk helse eller kjønnsskifte.

4. Ungdomsspesifikke problemer: Ungdom står overfor et utall unike utfordringer, som gruppepress, bekymringer **knyttet til** kroppsbilde, eksperimentering med rusmidler, identitetskonflikter og akademiske utfordringer. Disse problemene kan påvirke og bli påvirket av deres generelle helse.

5. Familiepåvirkning: Barnets eller ungdommens sykdom eller lidelse påvirker ofte hele familien. Foreldre kan føle seg skyldige, frustrerte eller overveldet. Søsken kan føle seg sjalu eller forsømt. Familiestøtte er derfor avgjørende, og det er viktig å ta hensyn til familiedynamikken i behandlingsplanen.

6. Kontinuitet i behandlingen: Etter hvert som barna blir eldre, må de ofte flyttes fra spesialiserte pediatriske tjenester til voksentjenester. Denne overgangen kan være forvirrende og stressende for unge pasienter som har opparbeidet seg et tillitsfullt forhold til sine pediatriske behandlere.

7. Sosioøkonomiske og utdanningsmessige forhold: Barn og unges helseproblemer kan påvirke skolegang, sosiale relasjoner og fritidsaktiviteter. Det er avgjørende å integrere en helhetlig tilnærming for å sikre at de ikke bare er "friske", men at de også kan trives i sitt daglige miljø.

For å møte disse utfordringene er det avgjørende å ha en barne- og familiesentrert tilnærming, der omsorgen skreddersys til hver enkelt pasients unike behov og tar hensyn til både utviklingstrinn og sosiokulturell kontekst. Dette krever spesialistutdanning, stor grad av empati og evne til å samarbeide tett med et tverrfaglig team.

Overgang fra pediatrisk til voksenendokrinologi.

Overgangen fra barne- til voksenendokrinologi er en kritisk fase for mange unge pasienter med endokrine lidelser. Denne overgangen handler ikke bare om å flytte fra en lege eller et miljø til et annet, men innebærer også en dyptgripende endring i måten pasientene involveres i behandlingen på, og i forventningene og ansvaret som stilles til dem.

1. Forberedelser til overgangen :
Forberedelsene til denne overgangen må starte i god tid før pasienten forlater barneavdelingen. Det betyr at man må informere den unge om sykdommen, sørge for at de forstår viktigheten av behandlingen og gjøre dem kjent med forskjellene mellom barne- og voksenbehandling.

2. Økt ansvar :
I barneomsorgen spiller foreldre eller foresatte en sentral rolle i pasientens behandling. I voksensystemet forventes det derimot at pasienten selv tar mer ansvar for avtaler, medisinering og oppfølging.

3. Forskjeller i tilnærming til behandling :
Pediatrisk endokrinologi fokuserer ofte på problemstillinger knyttet til vekst, utvikling og pubertet. Voksenendokrinologi tar derimot for seg problemstillinger som kan være mer komplekse, knyttet til reproduksjon, høy alder, langtidskomplikasjoner av endokrine lidelser og relaterte sykdommer som utvikler seg med alderen.

4. Psykososiale behov :
Unge voksne kan ha spesifikke bekymringer knyttet til sykdommen, for eksempel hvordan den påvirker forholdet, seksualiteten, karrieren og ønsket om å stifte familie. Disse bekymringene krever passende omsorg og støtte.

5. Løpende støtte :
Overgangen bør ikke være et brått "hopp" fra en tjeneste til en annen, men heller en flytende prosess med løpende støtte. Det kan for eksempel være felles konsultasjoner med barneleger og voksenspesialister eller opplæring for å gjøre pasienten kjent med den nye omsorgssituasjonen.

6. Omsorgskoordinering :
Effektiv kommunikasjon mellom barne- og voksenteam er avgjørende. Medisinske journaler, behandlingshistorikk og annen relevant informasjon må overføres sømløst for å sikre kontinuitet i behandlingen.

7. Følelsesmessige aspekter :
Det er viktig å anerkjenne og ta hensyn til de emosjonelle aspektene ved overgangen. Endringer kan være angstprovoserende for noen unge voksne, særlig hvis de har utviklet et nært forhold til det pediatriske teamet.

Nøkkelen til en vellykket overgang ligger i nøye planlegging og forberedelse, åpen og løpende kommunikasjon mellom behandlingsteamene og pasienten, samt støtte og opplæring slik at pasienten kan bli en aktiv og informert aktør i sin egen behandling. En godt håndtert overgang kan legge grunnlaget for en vellykket endokrin behandling i voksen alder.

Arbeid med familier for optimal pleie.

Samarbeid med familien er avgjørende for optimal behandling, spesielt innen komplekse medisinske fagområder som endokrinologi. Familien spiller en sentral rolle når det gjelder å støtte, forstå og følge behandlingsplanen, og deres aktive deltakelse kan ha stor betydning for utfallet av behandlingen.

Forståelse av familiedynamikken :
Hver familie er unik, med sin egen dynamikk, sine egne verdier, overbevisninger og bekymringer. Et viktig første skritt er å forstå denne dynamikken. Hvem tar beslutningene? Hva er kildene til stress eller bekymring i familien? Hvilke omsorgsbehov og forventninger har de?

Utdanning og informasjon :
Det er avgjørende å gi tydelig, nøyaktig og forståelig informasjon. Pårørende må forstå sykdommen, behandlingsplanen, eventuelle bivirkninger og hva de kan gjøre for å støtte pasienten. Det kan være nyttig å bruke brosjyrer, videoer, informasjonsmøter og workshops.

Aktiv lytting :
Det er avgjørende å lytte aktivt til familienes bekymringer og spørsmål. Dette hjelper oss ikke bare med å møte deres behov, men også med å bygge opp et tillitsforhold, noe som er avgjørende for et vellykket samarbeid.

Inkludering i beslutningsprosessen :
Familien må føle seg involvert i beslutninger om pleie og omsorg. Det betyr at man må rådføre seg med dem, respektere deres meninger og noen ganger finne kompromisser eller alternativer som oppfyller både medisinske behov og familiens preferanser.

Emosjonell støtte :
Når en av våre nærmeste blir syk, kan det være en kilde til angst, stress og sorg for familien. Da er det viktig å gi emosjonell støtte, enten det er gjennom rådgivning, støttegrupper eller bare ved å tilby et lyttende øre.

Omsorgskoordinering :
Familier kan bli overveldet, spesielt hvis de må koordinere med flere spesialister eller tjenester. Ved å hjelpe til med denne koordineringen, for eksempel ved å sørge for ett kontaktpunkt eller ved å arrangere fortløpende avtaler, kan det lette byrden.

Opplæring og ferdigheter :
Noen ganger må pårørende gi omsorg hjemme, for eksempel administrere medisiner eller følge en bestemt diett. I slike tilfeller er det viktig å sikre at de har de nødvendige ferdighetene for å gjøre dette på en trygg og effektiv måte.

Respekt for kulturelle forskjeller :
Hver familie kan ha sine egne kulturelle eller religiøse overbevisninger som påvirker deres oppfatning av sykdommen og behandlingen. Det er viktig å anerkjenne disse, respektere dem og ta hensyn til dem.

Å jobbe med familier er en allianse. Det krever tålmodighet, empati, kommunikasjon og en vilje til å se forbi de medisinske aspektene og anerkjenne og respondere på menneskelige behov. Når dette samarbeidet gjøres på en god måte, kan det forandre behandlingen og gjøre familien til en aktiv og engasjert partner i helbredelsesprosessen.

Endokrine forstyrrelser som er spesifikke for pediatri.

Endokrine sykdommer i pediatrien skiller seg på mange måter fra endokrine sykdommer i voksen alder, ettersom de oppstår på viktige stadier i vekst og utvikling. Noen av disse tilstandene kan ha varige konsekvenser og påvirke helsen i voksen alder. Her er en oversikt over vanlige endokrine lidelser som er spesifikke for pediatri:

1. Vekstforstyrrelser :

  Mangel på veksthormon (GH): Denne tilstanden skyldes utilstrekkelig produksjon av veksthormon, noe som fører til hemmet vekst.

  Medfødt binyrebarkhyperplasi: kan påvirke vekst og seksuell utvikling på grunn av unormal hormonproduksjon i binyrene.

2. Pubertetsforstyrrelser :

  For tidlig pubertet: Puberteten begynner for tidlig, enten isolert sett eller som følge av unormal hormonproduksjon.

  Forsinket pubertet: En forsinkelse i puberteten, ofte knyttet til hormonelle problemer.

3. Forstyrrelser i skjoldbruskkjertelen :

  Medfødt hypotyreose: En mangel på skjoldbruskkjertelhormoner ved fødselen som, hvis den ikke behandles, kan føre til forsinket utvikling.

  Hypertyreose: Selv om det er sjeldnere hos barn, kan det forekomme, ofte som følge av Graves' sykdom.

4. Stoffskiftesykdommer :

  Type 1-diabetes: Dette er den vanligste formen for diabetes hos barn og innebærer en autoimmun ødeleggelse av de insulinproduserende cellene i bukspyttkjertelen.

Neonatal hypoglykemi: Lavt blodsukkernivå hos nyfødte, som kan skyldes endokrine årsaker.

5. Forstyrrelser i ben- og mineralstoffskiftet :

Rakitt: Dette er ofte forårsaket av D-vitaminmangel og fører til svake bein hos barn.

Hyperparatyreoidisme: Selv om det er sjeldent hos barn, kan det forekomme og påvirke kalsiummetabolismen.

6. Genetiske lidelser og syndromer :

Turners syndrom: En genetisk sykdom som rammer jenter, ofte forbundet med svikt i eggstokkene og hjerteproblemer.

Klinefelters syndrom: Dette **syndromet** rammer gutter og er forbundet med testikkelhypofunksjon.

7. Forstyrrelser i binyrene :

Medfødt binyrebarkhyperplasi: Som nevnt ovenfor kan dette føre til over- eller underproduksjon av visse binyrehormoner.

8. Forstyrrelser i seksuell utvikling :

Genital tvetydighet: De ytre kjønnsorganene utvikler seg ikke tydelig som mannlige eller kvinnelige, ofte på grunn av hormonelle avvik.

Behandlingen av disse tilstandene krever et tverrfaglig team bestående av barneendokrinologer, kirurger, psykologer og andre fagpersoner. Tidlig oppdagelse og intervensjon er avgjørende for å sikre optimale resultater og bedre livskvalitet for de berørte barna.

Kapittel 7

ENDOKRINOLOGI OG GRAVIDITET

Behandling av svangerskapsdiabetes.

Svangerskapsdiabetes (GDM) er en form for diabetes som oppstår under svangerskapet og påvirker cellenes sukkeropptak. Hvis den ikke håndteres riktig, kan den føre til komplikasjoner for både mor og barn. Her er en flytende, integrert tilnærming til håndtering av svangerskapsdiabetes:

Diagnosen svangerskapsdiabetes kommer ofte som en overraskelse for den vordende moren. Midt i alle gleder og bekymringer som følger med svangerskapet, kan denne nyheten føre til ytterligere bekymringer. Med riktig behandling kan imidlertid de fleste kvinner med GDM føde et friskt barn og komme tilbake til normale blodsukkernivåer etter fødselen.

Fra diagnosetidspunktet er det viktig med tett medisinsk oppfølging. Svangerskapskontrollene blir hyppigere, noe som gjør det mulig å følge nøye med på hvordan både mor og foster har det. Egenmåling av blodsukkeret flere ganger om dagen blir raskt en rutine. Disse daglige målingene gir verdifull innsikt i kroppens reaksjoner på mat, mosjon og andre faktorer.

Kostholdet spiller en viktig rolle i håndteringen av svangerskapsdiabetes. En konsultasjon med en ernæringsfysiolog kan bidra til å utvikle et balansert kosthold som fremmer en sunn vektøkning under svangerskapet og samtidig regulerer blodsukkernivået. Det anbefales ofte regelmessige måltider og mellommåltider som er rike på næringsstoffer og inneholder lite enkle karbohydrater.

Fysisk aktivitet er en annen alliert. En daglig spasertur, svømming eller andre former for trening som er tilpasset graviditeten, kan bidra til å senke blodsukkernivået.

For noen kvinner er imidlertid ikke kosthold og mosjon nok. I disse tilfellene kan det være nødvendig med medisiner, for eksempel insulin, for å opprettholde et stabilt blodsukkernivå. Målet er alltid det samme: å beskytte mors helse og sikre at barnet utvikler seg optimalt.

Gjennom hele svangerskapet overvåkes fosterets vekst ved hjelp av regelmessige ultralydundersøkelser. Disse undersøkelsene bidrar til å avgjøre om barnet vokser for raskt, noe som er en vanlig bekymring ved svangerskapsdiabetes. Disse observasjonene og blodsukkerkontrollen kan ha betydning for valg av forløsningstidspunkt og -metode.

Når barnet er født, må man konsentrere seg om barnet og reguleringen av blodsukkernivået. Barn av mødre som har hatt GDM, kan få hypoglykemi ved fødselen, noe som krever overvåking og behandling.

For moren slutter ikke overvåkingen etter fødselen. En glukosetoleransetest etter fødselen anbefales for å sikre at blodsukkernivået har normalisert seg. Kvinner som har utviklet svangerskapsdiabetes, har dessuten økt risiko for å utvikle type 2-diabetes senere i livet. En sunn livsstil og regelmessige kontroller er derfor viktig for å forebygge dette.

Å håndtere svangerskapsdiabetes er en reise som krever årvåkenhet og engasjement, men med riktig støtte er det fullt mulig å komme seg gjennom denne perioden med selvtillit og optimisme med tanke på fremtiden for både mor og barn.

Sykdommer i skjoldbruskkjertelen under svangerskapet.

Forstyrrelser i skjoldbruskkjertelen under svangerskapet er tilstander som påvirker skjoldbruskkjertelen, en liten sommerfuglformet kjertel som ligger nederst på halsen. Skjoldbruskkjertelen spiller en avgjørende rolle i reguleringen av stoffskifte, vekst og utvikling. Under svangerskapet er en optimal skjoldbruskkjertelfunksjon avgjørende for morens helse og fosterets nevrologiske utvikling.

1. Hypotyreose under graviditet :
Hypotyreose er en tilstand der skjoldbruskkjertelen ikke produserer nok hormoner. Symptomene kan være subtile og kan ofte forveksles med typiske graviditetssymptomer som tretthet, vektøkning og depresjon.

Konsekvenser: Ubehandlet hypotyreose kan føre til komplikasjoner som veksthemming hos fosteret, for tidlig fødsel, svangerskapsforgiftning, lav intelligens hos barnet og til og med spontanabort.

Behandling: Screening og behandling med levotyroksin, et syntetisk skjoldbruskkjertelhormon, er avgjørende for å normalisere hormonnivåene.

2. Hypertyreose under graviditet :
Hypertyreose er en overdreven produksjon av skjoldbruskkjertelhormoner. Vanlige årsaker under graviditet er Graves' sykdom og Hashimotos tyreoiditt.

Konsekvenser: Ubehandlet hypertyreose kan føre til hjertesvikt, hjerterytmeforstyrrelser, for tidlig fødsel, svangerskapsforgiftning, lav vektøkning hos fosteret, hyperaktivitet i skjoldbruskkjertelen hos fosteret og i sjeldne tilfeller fosterdød.

Behandling: Behandlingen avhenger av årsak og alvorlighetsgrad. Antiskjoldbruskkjertelmedisiner, som propyltiouracil eller metimazol, kan brukes, selv om bruken av disse krever nøye overvåking på grunn av potensielle bivirkninger for mor og foster.

3. Struma under svangerskapet :
Struma er en forstørrelse av skjoldbruskkjertelen. Den kan oppstå som følge av økt behov for skjoldbruskkjertelhormoner under svangerskapet.

Konsekvenser: Struma kan være et tegn på et underliggende problem som hypotyreose eller hypertyreose, men noen ganger kan det rett og slett skyldes jodmangel.

Behandling: **Behandlingen** avhenger av den underliggende årsaken. Tilskudd av jod kan anbefales i tilfeller av jodmangel.

4. Postpartum tyreoiditt :
Dette er en betennelse i skjoldbruskkjertelen som vanligvis oppstår noen måneder etter fødselen. Det begynner ofte med en fase med hypertyreose, etterfulgt av hypotyreose før det går tilbake til det normale.

Konsekvenser: Symptomene ligner på symptomene på "baby blues" eller fødselsdepresjon, som tretthet, irritabilitet og humørsvingninger.

Behandling: De fleste kvinner blir spontant friske, men noen kan ha behov for behandling, særlig i hypotyreosefasen.

Skjoldbruskkjertelfunksjonen spiller en viktig rolle under svangerskapet. Forstyrrelser i skjoldbruskkjertelen kan ha alvorlige konsekvenser for både mor og foster, og det er derfor viktig med screening, nøye overvåking og riktig behandling i alle faser av svangerskapet.

Betydningen av endokrin overvåking før unnfangelsen.

Hormonovervåking før svangerskapet er et ofte oversett, men grunnleggende aspekt for kvinner som vurderer å bli gravide, spesielt for kvinner med kjente hormonproblemer eller risikofaktorer. Målet med denne kontrollen er å sikre at hormonbalansen er optimal med tanke på unnfangelse, fosterutvikling og et godt svangerskapsforløp. Her er noen grunner til hvorfor dette er så viktig:

1. Optimalisering av skjoldbruskkjertelfunksjonen :
Skjoldbruskkjertelen spiller en viktig rolle under svangerskapet. Suboptimal skjoldbruskkjertelfunksjon, enten det skyldes hypotyreose eller hypertyreose, kan påvirke fruktbarheten og øke risikoen for spontanabort, for tidlig fødsel, svangerskapsforgiftning og nevroutviklingsforstyrrelser hos barnet.

2. Diabetesbehandling :
For kvinner med diabetes, enten det er type 1-, type 2- eller MODY-diabetes, er det avgjørende å balansere blodsukkernivået før og under svangerskapet. Høye blodsukkernivåer kan øke risikoen for fosterskader, for tidlig fødsel og andre komplikasjoner for barnet.

3. Forstyrrelser i binyrene :
Tilstander som medfødt binyrebarkhyperplasi må behandles nøye før unnfangelsen for å sikre at både mor og foster har en riktig hormonbalanse, slik at risikoen for komplikasjoner minimeres.

4. Hyperprolaktinemi :
Høye prolaktinnivåer kan forstyrre eggløsningen og dermed fruktbarheten. Å identifisere og behandle årsaken kan øke sjansene for å bli gravid på naturlig måte.

5. Eggløsningsforstyrrelser knyttet til hormoner :
Polycystisk ovariesyndrom (PCOS) er en vanlig årsak til infertilitet knyttet til hormonell ubalanse. Hormonbehandling kan bidra til å regulere menstruasjonssyklusen og øke sjansene for befruktning.

6. Medisinering og graviditet :
Enkelte medisiner som brukes til å behandle endokrine lidelser, er ikke trygge under graviditet. En endokrinolog kan hjelpe til med å justere eller endre behandlingen før unnfangelsen for å sikre at den er trygg for fosteret.

7. Forebygging av komplikasjoner :
Endokrin overvåking gjør det mulig å identifisere og håndtere potensielle risikoer før de blir et problem under svangerskapet, og dermed forebygge komplikasjoner som kan skade mor eller barn.

8. Utdanning og rådgivning :
Denne oppfølgingen er også en mulighet til å informere vordende mødre om viktigheten av hormonbalanse under svangerskapet, konsekvensene av endokrine tilstander og hva de kan gjøre for å sikre et sunt svangerskap.
Hormonkontroll før svangerskapet er en viktig del av familieplanleggingen for mange kvinner. Den legger grunnlaget for et sunt svangerskap ved å sikre at forholdene er optimale for unnfangelse og fosterutvikling, samtidig som potensielle risikoer kan forebygges og håndteres proaktivt.

Støtte etter fødselen og amming.

Tiden etter fødselen er en viktig fase for både mor og barn, og endokrinologiske spørsmål spiller en viktig rolle, særlig i forbindelse med amming. Denne sårbare fasen i kvinnens liv, ofte kalt "fjerde trimester", krever spesiell oppmerksomhet for å sikre morens fysiske og emosjonelle velvære og for å fremme en sunn utvikling hos barnet.

1. Betydningen av hormoner ved amming:
Amming er en prosess som er sterkt regulert av hormoner, hovedsakelig prolaktin og oksytocin. Disse hormonene setter ikke bare i gang produksjonen og utdrivningen av melk, men påvirker også morens humør og følelsesmessige velvære.

2. Endokrine utfordringer etter fødselen :
   Postpartum tyreoiditt: Dette er en betennelse i skjoldbruskkjertelen som kan føre til hypertyreose etterfulgt av hypotyreose. Det kan påvirke humøret og energien, noe som er viktig for å tilpasse seg livet med en nyfødt.
   Dysfunksjon i binyrene: Stresset i forbindelse med fødselen, kombinert med søvnmangel, kan påvirke binyrene og påvirke mors evne til å takle stress.

3. Støtte til amming :
   Medisinering og amming: Noen kvinner kan ha behov for medisiner for endokrine tilstander. Det er viktig å forsikre seg om at disse medisinene er forenlige med amming.
   Endokrinologiske ammeproblemer: Endokrinologiske forstyrrelser, som PCOS eller visse skjoldbruskkjertelsykdommer, kan påvirke ammingen. Disse kvinnene kan ha behov for spesialiststøtte.

4. Emosjonelle og psykologiske aspekter :
Hormonbalansen etter fødselen kan ha stor innvirkning på humøret og det følelsesmessige velværet. Hormoner, kombinert med de fysiske og følelsesmessige utfordringene ved å ta seg av en nyfødt, kan gjøre noen kvinner mer sårbare for lidelser som fødselsdepresjon.

5. Rådgivning og opplæring :
Det er viktig å informere og gi råd til nybakte mødre om de hormonelle endringene de kan oppleve, hvordan disse endringene kan påvirke ammeevnen og hvordan de kan håndtere dem.

6. Medisinsk oppfølging :
Regelmessige legekontroller hos en endokrinolog kan være nyttig for kvinner som tidligere har hatt hormonforstyrrelser eller symptomer etter fødselen. Dette gjør det mulig å identifisere og behandle eventuelle hormonelle ubalanser raskt.

7. Tverrfaglig samarbeid :
Støtte etter fødsel og amming kan kreve samarbeid mellom flere faggrupper: endokrinologer, fødselsleger, barneleger, jordmødre, ammerådgivere og terapeuter eller psykologer som spesialiserer seg på psykisk helse etter fødsel.

Perioden etter fødselen er preget av store fysiske og emosjonelle endringer, og påvirkes av en kaskade av hormonelle svingninger. Riktig støtte med fokus på mors endokrine velvære er avgjørende for å sikre en sunn overgang til denne nye livsfasen, og for å fremme mors velvære og barnets optimale helse.

Kapittel 8

GERIATRISK ENDOKRINOLOGI

Endokrine endringer med alderen.

Det endokrine systemet, som omfatter alle kjertler og hormoner i kroppen, spiller en avgjørende rolle i reguleringen av mange livsviktige funksjoner. Når vi blir eldre, gjennomgår dette systemet, i likhet med mange andre aspekter av fysiologien vår, betydelige endringer. Å forstå disse endringene kan hjelpe oss med å forutse og håndtere noen av utfordringene knyttet til aldring.

1. Skjoldbruskkjertelens funksjon :

    Med alderen er det vanlig å se en svak økning i TSH (tyreoideastimulerende hormon), selv om nivåene av tyreoideahormon holder seg innenfor normalområdet.
    Risikoen for hypotyreose, der skjoldbruskkjertelen ikke produserer nok hormoner, øker med alderen. På samme måte er knuter i skjoldbruskkjertelen vanligere hos eldre mennesker.

2. Kjønnshormoner :

    For kvinner: Overgangsalderen, vanligvis rundt 50-årsalderen, markerer slutten på reproduksjonen. Den kjennetegnes av et betydelig fall i østrogen- og progesteronnivået.
    Hos menn: Selv om det ikke finnes noen tilsvarende mannlig "overgangsalder", skjer det en gradvis reduksjon av testosteron med alderen, også kalt andropause. Denne nedgangen kan være forbundet med symptomer som tretthet, redusert libido, tap av muskelmasse og humørsvingninger.

3. Insulin og glukosehomeostase :

    Insulinresistens har en tendens til å øke med alderen, noe som betyr at kroppen trenger mer insulin for å regulere blodsukkernivået effektivt.
    Denne økningen i insulinresistens er en av grunnene til at risikoen for å utvikle type 2-diabetes øker med alderen.

4. Veksthormoner og insulinlignende vekstfaktor (IGF-1) :
   Utskillelsen av veksthormon reduseres betydelig med alderen, noe som fører til et fall i IGF-1-nivåene. Dette kan bidra til tap av muskelmasse og en økning i fettmassen.

5. Binyrebarkhormoner :
   Produksjonen av DHEA og dets sulfaterte form (DHEA-S), hormonforstadier som produseres av binyrene, avtar med alderen. Det antas at denne nedgangen kan spille en rolle i aldring og kroniske sykdommer.
   Binyrenes evne til å produsere kortisol som respons på stress kan også avta med alderen.

6. Paratyreoideahormon og benmetabolisme :
   Med alderen reduseres kalsiumopptaket i tarmen, og D-vitaminnivået kan også synke. Dette fører til en økning i parathormonet (PTH), noe som øker risikoen for osteoporose og brudd.

7. Antidiuretisk hormon (ADH) :
   Evnen til å konsentrere urinen avtar med alderen, delvis på grunn av endringer i ADH-produksjonen og -responsen. Dette kan øke risikoen for dehydrering hos eldre.

Kort sagt ledsages aldring av en rekke endokrine endringer som kan ha betydelige konsekvenser for helse og velvære. En grundig forståelse av disse endringene, sammen med regelmessig overvåking og hensiktsmessige tiltak, kan hjelpe oss med å navigere i aldringens utfordringer på en mer avslappet måte.

Behandling av endokrine sykdommer hos eldre pasienter.

Håndtering av endokrine sykdommer hos eldre pasienter er en spesiell utfordring på grunn av de ofte forekommende komorbiditetene, de fysiologiske endringene som er forbundet med alder og de spesielle konsekvensene disse sykdommene har for eldre mennesker. I det følgende presenteres en helhetlig tilnærming til behandling av endokrine sykdommer hos eldre pasienter:

1. Hypotyreose :
   Hos eldre kan symptomene være atypiske (som sløvhet, forvirring, kuldeintoleranse eller til og med depresjon).
   Ved oppstart av behandling anbefales det å starte med en lav dose levotyroksin og justere dosen gradvis for å unngå uønskede hjerteeffekter.
2. Hypertyreose :
   Symptomene kan være mindre uttalte hos eldre, men risikoen for arytmi, særlig atrieflimmer, er høyere.
   Syntetiske legemidler mot skjoldbruskkjertelen eller behandling med radioaktivt jod kan vurderes avhengig av alvorlighetsgrad og årsak.
3. Diabetes :
   Diabetesbehandlingen av eldre pasienter må individualiseres, og det må tas hensyn til risiko for hypoglykemi, komorbiditet og forventet levealder.
   Glykemiske mål kan lempes på for å unngå hypoglykemi, spesielt hos pasienter som tidligere har hatt fall eller kognitiv svikt.
4. Osteoporose :
   Regelmessig vurdering av bentettheten kan bidra til å fastslå risikoen for brudd.
   Kalsium- og vitamin D-tilskudd, kombinert med bisfosfonater eller andre legemidler, kan anbefales for å redusere risikoen.
5. Adenomer i binyrene :
   Disse svulstene oppdages ofte tilfeldig hos eldre. Deres funksjonalitet må vurderes og størrelsen overvåkes.
   Ikke-funksjonelle adenomer som forblir stabile i størrelse, kan bare overvåkes, mens de som skiller ut hormoner eller øker i størrelse, kan kreve inngrep.

6. Hypogonadisme :

Nedgangen i testosteron hos eldre menn (noen ganger kalt andropause) må skilles fra normal aldring.

Testosterontilskudd er kontroversielt og bør vurderes i hvert enkelt tilfelle, med en vurdering av potensielle fordeler og risikoer (spesielt kardiovaskulære).

7. Legemiddelovervåking :

Eldre er ofte polimedisinert, noe som øker risikoen for legemiddelinteraksjoner.

Det er viktig å jevnlig revurdere medisiner, spesielt de som brukes til å behandle endokrine lidelser, og justere dosene om nødvendig.

8. Tverrfaglig tilnærming :

Behandlingen av endokrine sykdommer hos eldre pasienter krever ofte samarbeid mellom endokrinologer, geriatere, kardiologer, nefrologer og andre spesialister.

Det kan også være nyttig å samarbeide med dietister, fysioterapeuter og sosialarbeidere.

9. Utdanning og kommunikasjon :

Det er svært viktig å informere eldre pasienter og deres omsorgspersoner om endokrine lidelser og gi dem tydelig og hensiktsmessig informasjon.

10. Ta hensyn til livskvalitet :

I tillegg til tall og diagnoser er det viktig å ta hensyn til pasientens livskvalitet, preferanser og verdier når behandlingsbeslutninger skal tas.

Behandlingen av endokrine sykdommer hos eldre pasienter krever en individualisert tilnærming som tar hensyn til kompleksiteten i de medisinske, psykologiske og sosiale utfordringene som er spesifikke for denne pasientgruppen. Åpen kommunikasjon, god opplæring og tverrfaglig behandling er avgjørende for å sikre optimal behandling og bedre livskvalitet.

Betydningen av polyfarmasi og legemiddelinteraksjoner.

Polyfarmasi, det vil si at en pasient bruker flere legemidler samtidig, er et økende problem innen medisinen, særlig blant eldre pasienter og pasienter med flere sykdommer. Selv om polyfarmasi noen ganger er nødvendig for å håndtere komplekse tilstander, kan det også medføre en rekke utfordringer og risikoer. Et av de største problemene knyttet til polyfarmasi er risikoen for legemiddelinteraksjoner. Her ser vi nærmere på betydningen av polyfarmasi og legemiddelinteraksjoner:

1. Økt risiko for bivirkninger :
Hvert legemiddel har sin egen bivirkningsprofil. Når flere legemidler kombineres, kan risikoen for å oppleve en eller flere av disse bivirkningene øke.

2. Interaksjoner med legemidler :
Farmakodynamisk interaksjon: Dette skjer når to eller flere legemidler har additive eller antagonistiske effekter. Hvis for eksempel to legemidler senker blodtrykket, kan deres kombinerte effekt forårsake farlig hypotensjon.
Farmakokinetisk interaksjon: Dette skjer når et legemiddel påvirker absorpsjon, distribusjon, metabolisme eller eliminering av et annet legemiddel. For eksempel kan et legemiddel hemme et leverenzym som metaboliserer et annet legemiddel, noe som fører til høyere nivåer av sistnevnte i blodet.

3. Manglende etterlevelse av medisinering :
Med et stort antall legemidler som skal tas, kan pasientens evne til å følge det foreskrevne regimet reduseres, noe som kan føre til utelatelser, doble doser eller andre feil.

4. Økt risiko for fall :
Flere legemidler, særlig de som påvirker sentralnervesystemet (som beroligende eller blodtrykkssenkende midler), kan øke risikoen for fall hos eldre.

5. Høye kostnader :
Polyfarmasi kan føre til betydelige legemiddelkostnader for pasienter og helsevesenet.

6. Risiko for kaskadeforskrivning :
Dette skjer når bivirkningene av et legemiddel feiltolkes som en ny tilstand, noe som fører til forskrivning av andre legemidler og dermed forsterker polyfarmasien.

7. Vanskeligheter med oppfølging :
For mange legemidler kan det være vanskelig for omsorgspersoner og helsepersonell å holde oversikt over doser, tidsplaner og potensielle interaksjoner.

Strategier for håndtering av polyfarmasi :
- **Regelmessig gjennomgang av legemidler**: Det er viktig å regelmessig gjennomgå alle medisinene pasienten tar, og vurdere behovet for og effekten av hver enkelt.
- **Prioriter legemidler**: Når det er mulig, bør du prioritere viktige legemidler og vurdere nedtrapping eller stans av ikke-essensielle legemidler.
- **Opplæring**: Sikre at pasienter og deres omsorgspersoner forstår hensikten med hvert enkelt legemiddel, hvordan det skal tas på riktig måte og er klar over potensielle bivirkninger.
- **Bruk verktøy og teknologi**: Pillebokser, påminnelsesapper og andre verktøy kan hjelpe pasientene med å håndtere medisinene sine på en effektiv måte.

Selv om polyfarmasi kan være nødvendig i noen tilfeller, krever det nøye oppmerksomhet og oppfølging for å minimere risikoen og maksimere fordelene. Hvis man erkjenner viktigheten av legemiddelinteraksjoner og har en pasientsentrert tilnærming, kan man i stor grad forbedre kvaliteten på behandlingen og pasientsikkerheten.

Støtte til livskvalitet og selvstendighet.

Livskvalitet og selvstendighet er viktige mål i omsorgen for alle mennesker, særlig eldre, pasienter med kroniske sykdommer og personer med nedsatt funksjonsevne. Å fremme god livskvalitet og selvstendighet innebærer en helhetlig tilnærming som tar hensyn til den enkeltes fysiske, psykiske, sosiale og emosjonelle behov. Her er noen viktige elementer å ta hensyn til i denne prosessen:

1. Samlet vurdering :
    Funksjonsvurdering: Dette innebærer å undersøke personens evne til å utføre viktige daglige aktiviteter som å spise, kle på seg og vaske seg, samt mer komplekse oppgaver som å handle eller administrere økonomi.
    Psykologisk vurdering: Identifiser eventuelle tegn på depresjon, angst eller andre psykiske problemer som kan påvirke livskvaliteten.
2. Hensiktsmessig medisinsk behandling :
    Minimer polyfarmasi der det er mulig, og administrer medisiner for å unngå bivirkninger eller interaksjoner som kan påvirke mobilitet eller kognisjon.
    Regelmessig oppfølging for å håndtere kroniske tilstander og forebygge komplikasjoner.
3. Fysioterapi og rehabilitering :
    Passende øvelser kan bidra til å forbedre styrke, balanse og bevegelighet, redusere risikoen for fall og fremme selvstendighet.

Rehabilitering kan være avgjørende etter hendelser som hjerneslag eller kirurgi.
4. Psykologisk og sosial støtte :
   - Tilby tilgang til terapier eller støttegrupper.
   - Oppmuntre til sosialt samvær for å motvirke isolasjon, enten det er gjennom gruppeaktiviteter, klubber eller samfunnsarrangementer.
5. Tekniske hjelpemidler og oppussing :
   - Hjelpemidler som spaserstokker, rullatorer, trappeheiser eller griperekker kan bidra til å opprettholde selvstendighet i hjemmet.
   - Tilpasning av boligen for å gjøre den tilgjengelig og trygg: for eksempel fjerning av hindringer, montering av ramper, bredere dører for rullestoler osv.
6. Utdanning og opplæring :
   - Opplyse folk om tilstanden deres, medisinene de tar og strategiene de kan bruke for å opprettholde eller forbedre livskvaliteten.
   - Til pasienter med kroniske sykdommer, for eksempel diabetes, tilbyr vi opplæring i hvordan de skal håndtere sykdommen.
7. Støtte til pårørende :
   - Pårørende spiller en avgjørende rolle for menneskers livskvalitet og selvstendighet, så det er viktig å støtte dem, gi dem ressurser og om nødvendig gi dem en pause (avlastning).
8. Oppmuntre til mestring :
   - Ved å hjelpe den enkelte til å anerkjenne egne evner og utvikle ferdigheter til å håndtere egen helse og velvære, kan man øke selvtilliten og selvstendigheten.
9. Integrering av individuelle preferanser og verdier :
   - Felles beslutningstaking, som tar hensyn til den enkeltes ønsker, verdier og preferanser, er avgjørende for å sikre at omsorgen er i tråd med det som er viktigst for den enkelte.

Å fremme livskvalitet og uavhengighet er en flerdimensjonal oppgave som krever en integrert, individualisert og personsentrert tilnærming. Nøkkelen ligger i å forstå de unike behovene til hver enkelt person og iverksette hensiktsmessige strategier for å støtte dem på veien mot helse og velvære.

Kapittel 9

TEKNOLOGI OG TELEMEDISIN INNEN ENDOKRINOLOGI

Bruk av insulinpumper og kontinuerlige glukosemålere.

Den medisinsk-teknologiske utviklingen har ført til betydelige fremskritt i behandlingen av diabetes, særlig med utviklingen av insulinpumper og kontinuerlige glukosemålere (CGM). Brukt alene eller i kombinasjon kan disse verktøyene forbedre diabetesbehandlingen og pasientenes livskvalitet betraktelig.

1. Insulinpumper :

Hva er en insulinpumpe? En insulinpumpe er en elektronisk enhet på størrelse med en liten mobiltelefon som tilfører insulin kontinuerlig 24 timer i døgnet. Den erstatter behovet for flere daglige injeksjoner med insulin.

Fordeler: Pumper kan forbedre blodsukkerkontrollen ved å gjøre det mulig å justere insulindosene mer presist og fleksibelt. De kan redusere ekstreme variasjoner i blodsukkernivået, redusere risikoen for nattlig hypoglykemi og gi større fleksibilitet i de daglige rutinene.

Hensyn å ta: Bruk av pumpe krever opplæring, nøye oppfølging og regelmessige justeringer. Den anbefales ofte til pasienter som har problemer med å opprettholde god glykemisk kontroll med injeksjoner.

2. Kontinuerlige glukosemålere (CGM) :

Hva er en CGM? En CGM er et apparat som måler blodsukkernivået kontinuerlig gjennom hele døgnet. Den består av en sensor som settes inn under huden og måler glukosenivået i den interstitielle væsken (væsken rundt cellene).

Fordeler: GCM gir et detaljert bilde av variasjoner i blodsukkernivået, slik at pasienter og helsepersonell kan tilpasse behandlingen deretter. De kan varsle pasienter om forestående hypoglykemi eller hyperglykemi, noe som kan være spesielt nyttig om natten eller hos pasienter som ikke kjenner symptomene på hypoglykemi.

Hensyn: I likhet med pumper krever bruk av GCM opplæring. Noen GCM-enheter krever også kalibrering med en vanlig glukosemåler.

3. Integrerte systemer - insulinpumper og MCG :

Noen systemer kombinerer insulinpumpe og MCG for å skape en "lukket sløyfe" eller en kunstig bukspyttkjertel. Det betyr at MCG-enheten kommuniserer direkte med pumpen for å justere insulintilførselen i henhold til glukosemålingene, noe som reduserer behovet for manuelle inngrep.

Disse systemene kan forbedre glykemisk kontroll betydelig, redusere risikoen for hypo- og hyperglykemiske episoder og gi pasienter og pårørende større trygghet.

4. Faktorer å ta hensyn til :

Pasientens valg: Selv om disse teknologiene har mange fordeler, passer de ikke for alle. Valget om å bruke dem bør baseres på individuelle preferanser, livsstil, alder, etterlevelse av behandlingen og evne til å håndtere teknologien.

Kostnader og forsikringsdekning: Pumper og GCM-er kan være dyre, så det er viktig å undersøke hvilke forsikrings- og assistanseprogrammer som er tilgjengelige.

Opplæring og støtte: Grundig opplæring og løpende støtte er avgjørende for at disse enhetene skal kunne brukes effektivt.

Insulinpumper og CGM-er har revolusjonert diabetesbehandlingen og gir pasientene verktøy som kan forbedre glykemisk kontroll og livskvalitet betydelig. Som med alle medisinske avgjørelser er det viktig å ha en pasientsentrert tilnærming og veie fordeler og ulemper opp mot individuelle behov og preferanser.

Fjernkonsultasjoner og virtuell pasientovervåking.

Telemedisin, som omfatter fjernkonsultasjoner og virtuell overvåking av pasienter, har økt i popularitet de siste årene, ikke minst på grunn av teknologiske fremskritt og globale omstendigheter som covid-19-pandemien. Det gir større fleksibilitet, forbedrer tilgangen til behandling og kan redusere kostnadene forbundet med fysiske konsultasjoner. Men det er også utfordringer knyttet til bruken. La oss ta en titt på fordelene, begrensningene og konsekvensene av denne behandlingsformen.

Fordeler :

- **Tilgjengelighet**: Telemedisin kan fjerne geografiske barrierer, slik at pasienter som bor i landlige eller avsidesliggende områder kan få tilgang til spesialister og behandling uten å måtte reise.
- **Fleksibilitet**: Konsultasjoner kan planlegges utenfor tradisjonell kontortid, noe som passer mange pasienter og helsepersonell.
- **Kostnadsbesparelser**: Pasienter kan spare penger og tid ved å unngå å reise. Det kan også redusere kostnadene for helseinstitusjonene ved å minimere bruken av infrastruktur.
- **Kontinuitet i behandlingen**: Telemedisin kan gjøre det lettere for pasienter med kroniske sykdommer å få regelmessig oppfølging.
- **Sikkerhet**: Under epidemier eller i nødsituasjoner kan telemedisin redusere risikoen for eksponering og samtidig garantere kontinuitet i behandlingen.

Begrensninger :

- **Teknologiske begrensninger**: Det er ikke alle pasienter som har tilgang til en stabil internettforbindelse eller det utstyret som trengs for fjernkonsultasjoner.

Teknologiske ferdigheter: Noen pasienter, særlig eldre, kan være ukomfortable med teknologi eller ha problemer med å bruke den.

Kvalitet på behandlingen: Noen tilstander krever en fysisk undersøkelse eller andre inngrep som ikke kan utføres virtuelt.

Konfidensialitet og sikkerhet: Det er avgjørende å sikre at telemedisinske plattformer overholder standarder for konfidensialitet og sikkerhet for pasientdata.

Implikasjoner for praksis :

Opplæring og utdanning: Helsepersonell må få opplæring i bruk av teknologi og hvordan man gjennomfører effektive fjernkonsultasjoner.

Informert samtykke: Det er viktig å informere pasientene om fordelene og begrensningene ved telemedisin og å innhente deres samtykke.

Integrering med tradisjonell behandling: Telemedisin må integreres sømløst i pasientens samlede behandlingsforløp, i samarbeid med behandling ansikt til ansikt.

Tilpasningsevne: Fagfolk må være forberedt på å tilpasse seg, enten det er for å håndtere teknologiske problemer eller for å identifisere situasjoner der det er nødvendig med personlig konsultasjon.

Telemedisin har potensial til å endre måten helsetjenester leveres på og gjøre medisinen mer tilgjengelig, effektiv og pasientsentrert. For å maksimere fordelene er det imidlertid viktig å ta tak i utfordringene proaktivt og sikre at teknologien brukes på en måte som utfyller tradisjonell behandling, samtidig som man fokuserer på kvalitet, sikkerhet og integritet i behandlingen.

Betydningen av teknologisk opplæring for sykepleiere.

I en tid preget av digitalisering og avansert medisin spiller teknologi en viktig rolle i nesten alle deler av helsevesenet. For sykepleiere, som står i frontlinjen, er det ikke bare nyttig, men avgjørende å tilpasse seg denne teknologiske bølgen. Her er noen av grunnene til at opplæring i teknologi er så viktig for sykepleiere:

1. Økt presisjon og effektivitet :
Bruk av elektroniske pasientjournaler (EPJ) og andre digitale verktøy kan redusere manuelle feil, sikre rask tilgang til pasientinformasjon og gjøre det lettere å koordinere behandlingen mellom ulike typer helsepersonell.

2. Overvåking og intervensjon i sanntid :
Mye moderne medisinsk utstyr, fra hjertemonitorer til infusjonspumper, er nå tilkoblet og kan overføre data i sanntid. Sykepleiere som er opplært i denne teknologien, kan reagere raskt på endringer i pasientens tilstand.

3. Telemedisin og fjernbehandling :
Med fremveksten av telemedisin kan sykepleiere spille en nøkkelrolle når det gjelder å tilby fjernbehandling, enten det gjelder pasientovervåking, opplæring eller innledende konsultasjoner.

4. Tilgang til pedagogiske og faglige ressurser
Teknologien gir sykepleierne tilgang til en rekke opplæringsressurser, fra webinarer til nettkurs, slik at de kan holde seg oppdatert på den nyeste praksisen og forskningen.

5. Forbedret kommunikasjon :
Digitale kommunikasjonsplattformer oppmuntrer til bedre samarbeid mellom pleieteamene, enten det er for å diskutere pasientbehandling, overføre ansvarsområder eller konsultere i komplekse saker.

6. Sikkerhet og konfidensialitet :
God opplæring gjør sykepleierne i stand til å forstå viktigheten av datasikkerhet og konfidensialitet, og til å iverksette egnede tiltak for å beskytte sensitiv pasientinformasjon.

7. Pasientmedvirkning :
Mange pasienter bruker nå apper og enheter for å overvåke helsen sin. Teknologisk utdannede sykepleiere kan hjelpe pasientene med å navigere i disse verktøyene og bruke dem effektivt.

8. Håndtering av arbeidsbelastning :
Teknologiske løsninger, som pasientadministrasjonssystemer eller planleggingsapplikasjoner, kan hjelpe sykepleierne med å håndtere arbeidsmengden, prioritere oppgaver og sikre at hver enkelt pasient får optimal oppmerksomhet.

9. Tilpasningsevne i et raskt skiftende medisinsk landskap:
Medisinsk teknologi utvikler seg raskt. For å forbli relevante og effektive i sin rolle må sykepleiere være klare til å ta i bruk nye løsninger etter hvert som de dukker opp.

Teknologisk opplæring er ikke bare en fordel, det har blitt en nødvendighet for sykepleiere. I en medisinsk verden i stadig endring er det viktig å utstyre sykepleiere med de ferdighetene de trenger for å navigere i dagens teknologiske miljø, ikke bare for å sikre bedre kvalitet på pleien, men også for å styrke sykepleiernes viktige rolle som bærebjelker i helsevesenet.

Telemedisin som et verktøy for tverrfaglig samarbeid.

Telemedisin har utviklet seg betydelig, fra å være en enkel metode for fjernkonsultasjon til å bli en dynamisk samarbeidsplattform for helsepersonell fra en rekke ulike fagområder. Telemedisin er nå et viktig verktøy for effektivt tverrfaglig samarbeid og fremmer en integrert tilnærming til behandling. Slik legger telemedisin til rette for dette samarbeidet:

1. Større tilgang til et bredt spekter av eksperter :
Telemedisin gjør det mulig for team av leger, sykepleiere, farmasøyter, terapeuter og annet helsepersonell å samarbeide uavhengig av hvor de befinner seg. Dette er spesielt verdifullt i landlige eller dårlig betjente områder, der visse spesialiteter kan være fraværende.
2. Felles konsultasjoner i sanntid :
Eksperter fra ulike fagfelt kan rådføre seg samtidig om et komplekst tilfelle, noe som gjør det mulig å ta informerte beslutninger. For eksempel kan en kardiolog, en nefrolog og en allmennlege sammen diskutere de beste behandlingsalternativene for en pasient.
3. Koordinert pasientoppfølging :
Telemedisin legger til rette for koordinert oppfølging av pasienter på tvers av ulike spesialiteter, slik at alle involverte fagpersoner er oppdatert på den nyeste utviklingen, behandlingene og pleieplanene.
4. Tverrprofesjonell utdanning og opplæring :
Helsepersonell kan samarbeide om å tilby seminarer, workshops og opplæring til sine kolleger og dele kunnskap og beste praksis på tvers av ulike fagområder.
5. Tverrfaglige saksgjennomganger :
Telemedisin gjør det mulig for teamene å diskutere saker jevnlig, utveksle perspektiver og formulere behandlingsanbefalinger i fellesskap.
6. Deling av ressurser og informasjon :
Teknologien som er integrert i telemedisin, legger til rette for deling av journaler, diagnostiske bilder og annen relevant informasjon mellom fagpersoner, noe som er avgjørende for en helhetlig pasientbehandling.
7. Forbedre kommunikasjonen :
Kommunikasjon er avgjørende for tverrfaglig samarbeid. Telemedisin tilbyr plattformer som muliggjør smidig og

effektiv kommunikasjon og reduserer misforståelser og overlapping.

8. Pasientsentrert omsorg :

Tverrfaglig samarbeid via telemedisin sikrer at pasienten står i sentrum for diskusjonene, med en integrert tilnærming som tar hensyn til alle aspekter ved pasientens helse.

9. Kostnads- og effektivitetsbesparelser :

Koordinering via telemedisin kan redusere pasientenes behov for å oppsøke ulike spesialister flere ganger, og dermed minimere reiser, kostnader og tidsbruk.

10. Fleksibilitet :

Muligheten til å organisere virtuelle møter og konsultasjoner gir fagpersoner en enestående fleksibilitet, slik at de kan samarbeide på tidspunkter som passer dem.

Som et verktøy for tverrfaglig samarbeid er telemedisin i ferd med å endre måten helsepersonell samhandler, lærer og behandler pasienter på. Det fremmer en integrert tilnærming til pleie og omsorg, og sikrer at hver enkelt pasient drar nytte av den samlede ekspertisen for å oppnå optimale resultater. Etter hvert som teknologien fortsetter å utvikle seg, er det sannsynlig at telemedisinens innvirkning på tverrfaglig samarbeid bare vil øke.

Kapittel 10

PSYKOSOSIALE ASPEKTER INNEN ENDOKRINOLOGI

Forstå den emosjonelle påvirkningen endokrine sykdommer.

Endokrine sykdommer kan, i likhet med andre medisinske tilstander, ha stor innvirkning på en persons emosjonelle og psykologiske velvære. Det er viktig å forstå disse konsekvensene, ikke bare for pasienten selv, men også for omsorgspersoner, familie og venner, for å kunne gi riktig støtte og gjøre det lettere å håndtere sykdommen.

Hormonelle ubalanser, som er kjernen i endokrine lidelser, har en direkte innvirkning på humør, kognisjon og atferd. Svingninger i skjoldbruskkjertelen kan for eksempel utløse følelser av angst, depresjon eller irritabilitet. På samme måte kan personer med diabetes oppleve stress eller angst på grunn av den konstante kontrollen av blodsukkernivået, frykten for komplikasjoner eller presset ved å leve med en kronisk sykdom.

I tillegg kommer byrden av fysiske symptomer - tretthet, vektforandringer, endringer i kroppens utseende - som kan føre til følelser av usikkerhet, sosial isolasjon eller lav selvtillit. De emosjonelle konsekvensene av endokrine sykdommer kan også ha en dominoeffekt på relasjoner, arbeid og generell livskvalitet. Pasienter kan føle seg misforstått eller stigmatisert, særlig hvis symptomene ikke er umiddelbart synlige for andre.

Det er viktig å erkjenne at disse emosjonelle reaksjonene ikke bare er "bivirkninger" av sykdommen, men en del av pasientens opplevelse. Behandlingen må derfor være helhetlig og ta hensyn til både fysiologiske og psykologiske behov.

Helsepersonell må læres opp til å gjenkjenne tegn på emosjonelle problemer og til å henvise pasienter til egnede ressurser, enten det er støttegrupper, terapi eller andre tiltak. Pasientene kan på sin side ha nytte av å lære seg mestringsstrategier, praktisere mindfulness eller rett og slett dele følelsene sine med andre som går gjennom lignende opplevelser.

Det er viktig å forstå de følelsesmessige konsekvensene av endokrine sykdommer for å kunne gi omfattende og medfølende behandling. Hver enkelt pasient er en kompleks, mangesidig enhet, og deres emosjonelle velvære er nært knyttet til deres fysiske helse.

Spesifikk psykologisk støtte: depresjon, angst, kroppsbildeforstyrrelser.

Psykologisk støtte til pasienter med endokrine sykdommer er viktig. Manifestasjonen og håndteringen av disse sykdommene kan ofte føre til depresjon, angst og forstyrrelser i kroppsbildet. Hvert av disse aspektene fortjener spesiell oppmerksomhet for å sikre helhetlig pasientbehandling.

Depresjon:
Depresjon kan både være en konsekvens og en forverrende faktor ved endokrine sykdommer. Hormonell ubalanse kan påvirke hjernens kjemi og humøret, noe som kan føre til en vedvarende følelse av tristhet, uinteresse eller håpløshet. I tillegg kan de daglige utfordringene med å håndtere en kronisk sykdom tynge sinnet og forverre følelsen av depresjon. Terapeutisk støtte, enten det er i form av individuell terapi, antidepressiv medisinering eller støttegrupper, er avgjørende for å hjelpe pasientene med å navigere i dette vanskelige farvannet og finne tilbake til et balansert og tilfredsstillende liv.

Angst :
Usikkerheten knyttet til sykdomsutviklingen, resultatene av medisinske tester eller potensielle komplikasjoner kan være en stor kilde til angst. I tillegg kan visse hormonelle ubalanser direkte forårsake angstsymptomer. Det er avgjørende å oppdage disse symptomene tidlig. Teknikker som kognitiv atferdsterapi, meditasjon eller veiledet pusting **kan brukes til å håndtere angst.**

Forstyrrelser i kroppsbildet :
Endokrine sykdommer, som for eksempel skjoldbruskkjertelforstyrrelser eller polycystisk ovariesyndrom, kan føre til merkbare fysiske forandringer, som vektøkning eller vekttap, håravfall eller hudproblemer. Disse endringene kan ha stor innvirkning på selvoppfatningen og selvfølelsen. Psykologisk støtte, ofte i form av individuell terapi eller støttegrupper, kan hjelpe pasientene med å gjenoppbygge selvbildet og utvikle en positiv aksept og verdsettelse av kroppen.

Det er viktig å huske på at kropp og sinn er nært knyttet til hverandre. En ubalanse eller forstyrrelse i den ene kan få konsekvenser for den andre. Spesifikk psykologisk støtte må derfor ikke betraktes som et sekundært hensyn, men som en integrert del av pasientens totale behandling. Ved å anerkjenne og ta hensyn til disse psykologiske aspektene kan vi ikke bare forbedre pasientenes livskvalitet, men også potensielt forbedre de medisinske resultatene.

Støtte til spesifikke grupper: tenåringer, transpersoner, infertilitetspasienter.

Behandlingen av endokrine sykdommer krever spesiell oppmerksomhet for spesifikke grupper som kan stå overfor unike utfordringer på grunn av sin situasjon eller identitet. Ungdom, transkjønnede og infertile pasienter kan for eksempel ha spesifikke emosjonelle og psykologiske behov som krever skreddersydd behandling.

Tenåringer :
Ungdomstiden er en tid preget av overganger, rask vekst og store hormonelle endringer. Ungdom med endokrine sykdommer kan møte utfordringer som stigmatisering fra jevnaldrende, lav selvtillit eller vanskeligheter med å følge behandlingen. Alderstilpasset støtte kan omfatte:

- Konsultasjoner med psykologer som spesialiserer seg på ungdomsproblematikk.
- Opprette støttegrupper for tenåringer som står overfor lignende utfordringer.
- Opplæring i sykdomshåndtering i en tid der selvstendighet og ansvar øker.

Transpersoner :
Transpersoner som ønsker å tilpasse sin kjønnsidentitet til kroppen sin, kan ty til hormonbehandlinger. Selv om disse behandlingene er avgjørende for deres velvære, kan de også medføre følelsesmessige og fysiologiske utfordringer.

- Psykologisk støtte for å hjelpe deg med å takle kroppslige endringer og samfunnets reaksjoner.
- Tydelig informasjon og opplæring om effektene og konsekvensene av hormonbehandlinger.
- Støttegrupper eller fellesskap der du kan dele erfaringer og råd.

Infertile pasienter :
Infertilitet kan ha store følelsesmessige konsekvenser, ofte ledsaget av følelser av tap, skam og skyld. Par eller enkeltpersoner kan ha behov for :

- Individuell terapi eller parterapi for å håndtere sorg, stress eller samlivsvansker i forbindelse med infertilitet.
- Støttegrupper der du kan dele erfaringer og få råd.

Opplysning om hvilke alternativer som finnes, enten det er medisinsk behandling eller andre muligheter som adopsjon eller surrogatmorskap.

Behandlingen av endokrine sykdommer går langt utover medisinsk behandling. For de nevnte gruppene er emosjonell og psykologisk støtte avgjørende for å sikre optimal livskvalitet og varig velvære. Det er viktig at helsepersonell har en helhetlig tilnærming, tar hensyn til hver enkelt pasients individuelle og unike behov og tilbyr behandling som er skreddersydd for disse behovene.

Kommunikasjonsteknikker til å ta opp følsomme temaer.

Å diskutere sensitive temaer med pasienter eller pårørende krever empatisk, gjennomtenkt og respektfull kommunikasjon. Disse følsomme øyeblikkene kan være knyttet til en vanskelig diagnose, komplekse behandlingsbeslutninger eller uventede nyheter. Her er noen kommunikasjonsteknikker som kan lette disse vanskelige diskusjonene, samtidig som man respekterer følelsene og bekymringene til de involverte:

1. Skape det rette miljøet :
Velg et rolig, privat sted for samtalen. Sørg for at omgivelsene er behagelige for alle parter, og unngå potensielle avbrytelser.

2. Aktiv lytting :
Gi full oppmerksomhet til det pasienten eller familien sier. Det betyr at du ikke bare skal lytte med ørene, men også med hjertet og hodet. Legg merke til deres bekymringer, nøling og følelser.

3. Bruk et enkelt og klart språk:
Unngå medisinsk eller teknisk sjargong. Uttrykk deg kortfattet og sørg for at informasjonen blir forstått.

4. Validering av følelser :
Anerkjenn og bekreft pasientens eller familiens følelser. Setninger som "Jeg forstår hvorfor du føler det slik" eller "Det er helt normalt å føle det slik" kan virke trøstende.

5. Still åpne spørsmål:
Spørsmål som "Hva synes du om dette?" eller "Hva er det som bekymrer deg mest?" kan oppmuntre til dialog og gi pasienten mulighet til å uttrykke sine følelser.

6. Vis empati:
Vis at du virkelig bryr deg om pasientens følelser og bekymringer. En enkel uttalelse som "Jeg er virkelig lei meg for at du går gjennom dette" kan ha stor betydning.

7. Vær tålmodig:
Gi pasienten eller familien tid til å bearbeide informasjonen, og vær forberedt på å gjenta eller presisere om nødvendig.

8. Tilby støtte :
Henvise pasienten eller familien til andre ressurser, enten det er støttegrupper, terapi eller annet helsepersonell.

9. Involver pasienten i beslutningsprosessen:
Få pasientene til å føle at de har en stemme i beslutninger om behandlingen. Dette kan bidra til at de føler at de har mer kontroll og reduserer angst og frykt.

10. Øv deg på å regulere følelser:
Det er avgjørende at helsepersonell kan håndtere sine egne følelser under sensitive samtaler for å kunne være fokusert og til stede for pasienten.

11. Be om tilbakemelding :
Etter at du har delt informasjon, spør du pasienten eller familien om de har spørsmål eller om det er noe de ikke har forstått.

12. Avslutt med konkrete tiltak:
Avslutt samtalen med å oppsummere de viktigste punktene som ble tatt opp, og diskuter de neste trinnene eller tiltakene som skal iverksettes.

I all kommunikasjon må respekt, medfølelse og ærlighet stå i sentrum. Ved å innta en empatisk, pasientsentrert tilnærming kan helsepersonell ta opp sensitive spørsmål på en respektfull og konstruktiv måte, samtidig som de bygger tillit og gjensidig støtte.

Kapittel 11

ERNÆRING OG ENDOKRINOLOGI

Grunnleggende prinsipper for ernæring i endokrinologi.

Ernæring spiller en viktig rolle i endokrinologien, ettersom hormoner regulerer mange av kroppens metabolske funksjoner og påvirker opptaket, fordelingen og bruken av næringsstoffer. Et riktig kosthold kan bidra til å håndtere, forebygge eller til og med reversere visse endokrine lidelser.

Balansen mellom karbohydrater, proteiner og fett er avgjørende, spesielt for personer med diabetes, en tilstand der insulin, et hormon som produseres av bukspyttkjertelen, ikke fungerer som det skal. Nøyaktig kontroll av karbohydratinntaket, i kombinasjon med medisiner eller insulin, er avgjørende for å opprettholde et stabilt blodsukkernivå.

På samme måte må personer med skjoldbruskkjertelsykdommer, enten de har hypo- eller hypertyreose, passe på hva de spiser. Under- eller overvekt kan påvirke utskillelsen av skjoldbruskkjertelhormoner, og visse næringsstoffer, som jod, er avgjørende for syntesen av disse hormonene.

For pasienter med polycystisk ovariesyndrom (PCOS), en vanlig endokrin lidelse hos kvinner i fertil alder, kan et tilpasset kosthold bidra til å håndtere symptomene. PCOS er ofte forbundet med insulinresistens, og et kosthold med lite karbohydrater kan være gunstig.

I tillegg regulerer biskjoldbruskkjertelhormoner kalsiumnivået i blodet, og et kalsiumrikt kosthold kombinert med vitamin D anbefales for personer som lider av hypoparatyreoidisme, der produksjonen av disse hormonene er utilstrekkelig.

Ernæring innen endokrinologi er derfor langt mer enn bare kosthold. Det er dypt sammenvevd med kroppens biokjemi, som påvirkes av og i sin tur påvirker hormonene som regulerer så mange kroppsfunksjoner. Hver endokrin tilstand kan kreve en litt annen ernæringstilnærming, og det er viktig å samarbeide tett med spesialiserte ernæringsfysiologer og endokrinologer for å sikre at pasientene ikke bare får de næringsstoffene de trenger, men også den opplæringen og støtten de trenger for å håndtere tilstanden proaktivt.

Spesifikk dietetikk : Diabetes, forstyrrelser i skjoldbruskkjertelen, fedme.

Kosthold er en grunnleggende pilar i behandlingen av mange endokrine tilstander, inkludert diabetes, skjoldbruskkjertelsykdommer og fedme. Hver enkelt tilstand har sine egne utfordringer og krever en skreddersydd ernæringstilnærming for å sikre optimal sykdomsbehandling.

Diabetes :
Håndtering av diabetes dreier seg hovedsakelig om å regulere blodsukkernivået. Viktige elementer er blant annet

- **Karbohydratkontroll**: Det er viktig å overvåke karbohydratinntaket og forstå hvordan det påvirker blodsukkernivået. Dette kan styres ved hjelp av måltidsplanlegging og, i noen tilfeller, ved hjelp av teknikker som karbohydrattelling.
- **Matvarer med lav glykemisk indeks (GI)**: Disse matvarene gir en langsommere og mer stabil blodsukkerstigning.
- **Kostfiber**: Kan bidra til å regulere blodsukkertopper og forbedre insulinfølsomheten.

Forstyrrelser i skjoldbruskkjertelen:
Kosthold kan spille en rolle i behandlingen av skjoldbruskkjertelsykdommer, selv om anbefalingene varierer avhengig av sykdommens art.

Jod: Jod er et viktig element i produksjonen av skjoldbruskkjertelhormoner. Et balansert kosthold med riktige jodkilder (f.eks. sjømat og jodert salt) er viktig.

Unngå **goitrogener**: I visse tilfeller kan det være lurt å begrense inntaket av goitrogene matvarer (som soya, grønnkål og brokkoli), spesielt hvis du har jodmangel.

Fedme :
Fedme er ofte knyttet til endokrine ubalanser og insulinresistens. En kostholdstilnærming for å håndtere fedme kan omfatte følgende:

Kaloriunderskudd: Dette er viktig for å gå ned i vekt. Det betyr at man inntar færre kalorier enn kroppen forbruker.

Protein: Et proteinrikt kosthold kan bidra til at du føler deg mett og opprettholder muskelmassen når du går ned i vekt.

Redusere mengden enkelt sukker og mettet fett: Ved å velge kilder til komplekse karbohydrater og sunt fett kan du forbedre kvaliteten på kostholdet ditt og bidra til vekttap.

Hydrering: Å drikke nok vann kan bidra til metthetsfølelse og eliminering.

Det er viktig å merke seg at selv om kostholdet er et sentralt element i behandlingen av disse endokrine lidelsene, er det bare én del av ligningen. En helhetlig tilnærming som inkluderer trening, riktig medisinering og psykologisk støtte, er ofte nødvendig for effektiv behandling. I tillegg er hvert enkelt individ unikt; det som fungerer for én person, fungerer kanskje ikke for en annen.

Det er derfor viktig å samarbeide tett med helsepersonell for å utvikle en plan som er skreddersydd for hver enkelt.

Samarbeid med ernæringsfysiologer/ kostholdsspesialister.

Samarbeid mellom endokrinologer og ernæringsfysiologer eller dietister er avgjørende for å sikre optimal behandling av pasienter med endokrine lidelser. Deres felles ekspertise gjør det mulig å utarbeide omfattende, personlige behandlingsplaner som kombinerer grundig ernæringsrådgivning med medisinsk behandling av hormonelle lidelser.

1. Integrert tilnærming til omsorg :
En pasient med endokrin sykdom, enten det dreier seg om diabetes, skjoldbruskkjertelsykdommer eller overvekt, trenger ofte spesifikke ernæringsråd. Selv om endokrinologen er ekspert på hormoner, er det ikke sikkert at han eller hun har tid eller kompetanse til å gi inngående kostholdsråd. Det er her ernæringsfysiologen kommer inn i bildet med sin ekspertise på matvarer, porsjoner, matbytte og spesifikke dietter.

2. Utdanning og opplæring :
Ernæringsfysiologer og kostholdseksperter kan gi målrettet ernæringsopplæring og hjelpe pasientene med å forstå hvordan matvalgene deres påvirker den endokrine tilstanden. De kan arrangere workshops, informasjonsmøter og individuelle konsultasjoner for å informere og gi råd til pasientene.

3. Personlige måltidsplaner :
Hver pasient er unik, med sine egne ernæringsbehov, matpreferanser og livsstil. Dietistene samarbeider tett med pasientene for å utvikle skreddersydde måltidsplaner som

er tilpasset den medisinske tilstanden, samtidig som de er oppnåelige og behagelige å spise.

4. Oppfølging og justeringer :
Ernæring er dynamisk, og det som fungerer for en pasient på et tidspunkt, må kanskje justeres senere. Kostholdseksperter sørger for regelmessig oppfølging, vurderer fremgang, identifiserer hindringer og gjør endringer i kostholdsplanen om nødvendig.

5. Søk og oppdater :
Ernæringsfaget er i stadig utvikling, og det kommer stadig ny forskning og nye oppdagelser. Kostholdseksperter holder seg oppdatert på de siste fremskrittene og kan innlemme denne kunnskapen i rådene de gir, slik at pasientene får de beste anbefalingene.

6. Emosjonell støtte og motivasjon :
Kostholdsendringer kan være vanskelige. Kostholdseksperter tilbyr ofte emosjonell støtte, oppmuntrer pasientene, hjelper dem med å overvinne hindringer og motiverer dem til å nå sine ernæringsmessige mål.

Samarbeidet mellom endokrinologer og ernæringsfysiologer/kostholdsveiledere er en kraftfull synergi som kombinerer medisinsk og ernæringsmessig ekspertise til beste for pasientene. Sammen kan de tilby helhetlig, pasientsentrert behandling som ikke bare tar hensyn til de medisinske behovene, men også til pasientens kostholdsmessige, emosjonelle og livsstilsmessige behov.

Pasientopplæring selvforvaltning av mat.

Pasientopplæring i egenkontroll av kostholdet er en viktig del av behandlingen av endokrine lidelser. Dette er spesielt viktig for sykdommer som diabetes, der valg av mat har en direkte innvirkning på blodsukkernivået. Slik kan dette gjøres på en smidig og omfattende måte:

Selvregulering av mat handler ikke bare om maten vi spiser. Det handler om å skape en dyp forståelse av samspillet mellom mat, stoffskifte og medisinering. Det omfatter kunnskap, ferdigheter og selvtillit til å ta matvalg som bidrar til velvære samtidig som sykdommen håndteres effektivt.

For det første er det viktig å avmystifisere de grunnleggende ernæringskonseptene ved å klargjøre hvilken rolle makronæringsstoffene karbohydrater, proteiner og fett spiller. For en diabetespasient betyr det for eksempel å forstå hvordan karbohydrater påvirker blodsukkeret, hvordan protein kan stabilisere blodsukkeret, og hvordan fett, selv om det er nødvendig, bør inntas med omhu.

Men det er ikke nok å kjenne til fakta. Det er viktig å tilpasse denne kunnskapen til hverdagen. Det kan innebære å lære å lese og tolke næringsdeklarasjoner, identifisere matvarer som inneholder mye skjulte karbohydrater, eller til og med planlegge balanserte måltider. En tur i supermarkedet kan bli til en lærerik økt der man velger matvarer som er i tråd med kostholdet, samtidig som man balanserer preferanser og budsjettbegrensninger.

Utfordringer kan oppstå i sosiale situasjoner, for eksempel på restaurant eller i familiesammenkomster. I slike situasjoner legges det vekt på strategi: hvordan man tar intelligente valg fra en meny, hvordan man balanserer sporadisk nytelse med daglige rutiner, eller hvordan man håndterer gruppepress eller kulturelle tradisjoner.

Teknologi spiller også en stadig større rolle i egenkontrollen av kostholdet. Alt fra apper for sporing av mat til apparater som analyserer måltidssammensetningen - teknologisk utstyr kan være et verdifullt verktøy for å hjelpe pasienter med å holde seg på rett spor.

Men i bunn og grunn er det en menneskelig komponent. Selvregulering av mat kan være emosjonelt ladet, knyttet til følelser av mangel, frustrasjon eller skam. Psykologisk støtte, enten det er i form av individuell terapi, støttegrupper eller rett og slett empatisk opplæring, er grunnleggende.

Målet med opplæring i selvregulering av mat er å gi pasientene økt selvtillit. Med de rette ferdighetene og den rette støtten kan de navigere trygt i den komplekse ernæringsverdenen og ta valg som ikke bare fremmer helsen, men også beriker livet.

Kapittel 12

ENDOKRINOLOGI OG IDRETT

Håndtering av diabetes hos idrettsutøvere.

Håndtering av diabetes i idrett er en kompleks balansegang som krever spesiell oppmerksomhet på energibehov, variasjoner i blodsukkernivået, tilpasning av behandling og oppfølging. Fysisk aktivitet, enten det dreier seg om utholdenhets-, styrke- eller lagidrett, har en betydelig innvirkning på stoffskiftet og dermed på insulin- og karbohydratbehovet til idrettsutøvere med diabetes.

Vurdering og planlegging :
Før du starter et treningsprogram eller deltar i en idrettskonkurranse, bør du som har diabetes rådføre deg med legen din. En forhåndsvurdering av insulinbehov, matvaner og planlagt type trening vil gjøre det lettere å utarbeide en passende handlingsplan.

Overvåking av blodsukkernivået :
For idrettsutøvere med diabetes er det viktig å overvåke blodsukkernivået hyppig før, under og etter trening. På den måten kan de tilpasse karbohydratinntaket og behandlingen etter behov. Kontinuerlige glukosemålere (CGM) kan være spesielt nyttige for å overvåke trender og forutse behov.

Inntak av karbohydrater :
Trening øker insulinfølsomheten, noe som kan føre til et fall i blodsukkernivået. Det er viktig å kompensere for dette fallet med et tilstrekkelig inntak av karbohydrater før, under og etter trening. Det spesifikke behovet vil variere avhengig av intensiteten og varigheten av treningen.

Insulinjustering :
Avhengig av aktivitetens type, varighet og intensitet kan det være nødvendig å redusere insulindosen for å unngå hypoglykemi. Insulinpumper muliggjør fleksible justeringer

og kan være spesielt nyttige for idrettsutøvere med diabetes.

Håndtering av komplikasjoner :
Det er viktig å raskt gjenkjenne og behandle tegn på hypoglykemi, for eksempel skjelving, svetting eller forvirring. Det er viktig å ha raske glukosekilder, som energigeler eller godteri, tilgjengelig til enhver tid.

Restitusjon og hvile:
Etter trening kan insulinfølsomheten forbli høy i flere timer. Det er derfor viktig å overvåke blodsukkernivået, justere karbohydratinntaket og sørge for tilstrekkelig restitusjon.

Utdanning og bevisstgjøring :
Lagkamerater, trenere og andre lagmedlemmer bør informeres om utøverens diabetes, tegn på hypoglykemi og hva de skal gjøre i en nødsituasjon.

Selv om håndtering av diabetes hos idrettsutøvere krever tilpasninger og spesiell oppmerksomhet, bør det aldri være et hinder for idrettsdeltakelse. Med riktig planlegging, nøye oppfølging og støtte fra et medisinsk team kan idrettsutøvere med diabetes utmerke seg i idretten sin og høste alle fordelene ved idretten samtidig som de håndterer sykdommen sin på en effektiv måte.

Betydningen av hormoner i idrettsprestasjoner.

Hormoner spiller en sentral rolle i reguleringen av mange kroppsfunksjoner, og de påvirker naturligvis også idrettsprestasjonene. Fra muskelvekst og stressrespons til energi og restitusjon - hormoner er viktige aktører som kan hjelpe eller hindre en idrettsutøver i å nå sitt maksimale potensial. Her er en kortfattet oversikt over hormonenes betydning for idrettsprestasjoner.

Idretten er en orkestrert dans av presisjon, utholdenhet og styrke, der hver eneste bevegelse påvirkes av et komplekst nettverk av hormoner. Tenk på adrenalin, som forbereder kroppen på "kamp eller flukt" ved å øke hjertefrekvensen, blodtilførselen til musklene og frigjøringen av energi. I konkurransens hete er det adrenalinet som kan presse en idrettsutøver til å overskride sine egne grenser.

Under trening er det testosteron, både hos menn og kvinner, som spiller en avgjørende rolle for muskelvekst, styrke og restitusjon. Dette anabole hormonet bidrar til å reparere og utvide muskelfibrene som belastes under trening. Det er derfor ikke overraskende at testosteron står sentralt i mange diskusjoner om doping i idretten.

Veksthormon spiller også en rolle. Det er involvert i vevsregenerering, muskelvekst og responsen på stress i forbindelse med intens trening. Veksthormonets påvirkning stopper ikke med veksten i barneårene, og det forblir en bærebjelke for muskelrestitusjon og -utvikling i voksen alder.
Prestasjon handler imidlertid ikke bare om vekst og styrke. Utholdenhet er minst like viktig, og her kommer stresshormonet kortisol inn i bildet. Selv om kortisol ofte anses som skadelig på grunn av sine katabolske effekter, bidrar det til å mobilisere energireserver og regulere stoffskiftet når det frigjøres i forbindelse med trening.

Samtidig spiller insulin en viktig rolle i energihåndteringen ved at det bidrar til å regulere blodsukkeret og fremmer opptaket av glukose i musklene, slik at man får det drivstoffet man trenger til fysisk aktivitet.

Alle idrettsutøvere danser, bevisst eller ubevisst, i takt med disse hormonene. Men som i enhver dans er det viktig med balanse. Hormonell ubalanse, enten det skyldes overtrening, stress eller andre eksterne faktorer, kan hemme en idrettsutøvers prestasjoner, restitusjon og generelle helse.

Å forstå og respektere hormonenes rolle i idrettsprestasjoner er avgjørende for å optimalisere trening, konkurranse og restitusjon. I denne hormonsymfonien teller hver eneste tone, og det er harmoni som fører til ekte idrettsprestasjoner.

Støtte av den endokrine idrettsutøveren.

Støtte til idrettsutøvere som lider av endokrine lidelser, krever en flerdimensjonal tilnærming som tar hensyn til medisinske særegenheter, idrettslige krav og psykologiske behov. Hver enkelt endokrin sykdom byr på sine egne utfordringer, men forsiktig behandling kan hjelpe idrettsutøvere med å nå sine mål og samtidig bevare helsen.

1. Grundig medisinsk vurdering :
Først og fremst må utøveren gjennomgå en fullstendig medisinsk vurdering for å forstå arten og alvorlighetsgraden av den endokrine lidelsen. Denne vurderingen vil danne grunnlaget for å utarbeide en egnet behandlings- og treningsplan.

2. Individuell treningsplanlegging :
Idrettsutøvere med endokrine lidelser kan ha behov for å tilpasse treningsprogrammet sitt. En utøver med diabetes må for eksempel tilpasse intensiteten og varigheten av treningen til blodsukkernivået.

3. Opplæring og egenkontroll :
Idrettsutøvere må være godt informert om sykdommen,
hvilke symptomer de må være oppmerksomme på og hva
de skal gjøre hvis noe går galt. Når det gjelder diabetes,
innebærer dette trening i å overvåke blodsukkernivået,
administrere insulin og håndtere hypo- eller hyperglykemi.

4. Mat og ernæring :
Samarbeid med en spesialisert ernæringsfysiolog for å
utvikle en måltidsplan som støtter både idrettsutøverens
energibehov og håndteringen av den endokrine lidelsen.

5. Kommunikasjon med ledergruppen :
Det er viktig at trenere, fysioterapeuter og andre
medlemmer av støtteapparatet er informert om utøverens
tilstand, eventuelle begrensninger og hvilke nødtiltak som
skal iverksettes.

6. Psykologisk støtte :
Det kan være emosjonelt utfordrende å håndtere en
endokrin sykdom, spesielt i forbindelse med
idrettskonkurranser. Tilgang til psykologisk støtte, enten i
form av terapi eller støttegrupper, kan være nyttig.

7. Forberedelser til konkurransen :
Det kan være nødvendig med spesielle tiltak på
konkurransedager. En utøver med diabetes kan for
eksempel ha behov for å sjekke blodsukkernivået oftere og
justere karbohydratinntaket og behandlingen deretter.

8. Restitusjon og hvile :
Visse endokrine forstyrrelser kan påvirke en idrettsutøvers
evne til å restituere seg. Det er avgjørende å sikre
tilstrekkelig restitusjon for å unngå komplikasjoner.

9. Tverrfaglig samarbeid :
Den endokrine idrettsutøveren vil dra nytte av en koordinert
tilnærming til behandling som involverer endokrinologer,

idrettsleger, kostholdseksperter, psykologer og andre relevante spesialister.

Selv om en endokrin sykdom kan medføre ekstra utfordringer for idrettsutøveren, er det med riktig veiledning, opplæring og støtte fullt mulig å utøve toppidrett og samtidig håndtere sykdommen på en effektiv måte.

Forebygging av lidelser endokrinologi relatert til idrett.

Selv om idrett er gunstig for den generelle helsen, kan det under visse omstendigheter bidra til endokrine forstyrrelser eller forverre eksisterende tilstander. Effektiv forebygging krever en forståelse av de tilknyttede risikoene og en proaktiv tilnærming for å minimere dem.

1. Kvinnelig idrettsutøvers syndrom (FAS) :
Dette syndromet har tre sammenhengende komponenter: menstruasjonsforstyrrelser, lav bentetthet og spiseforstyrrelser. For å forebygge FAS må du :
   Øke bevisstheten om farene ved spiseforstyrrelser.
   Se etter tegn på underernæring eller overtrening.
   Oppmuntre til et balansert kosthold.
   Sørg for å få i deg nok kalsium og D-vitamin for å få sunne bein.

2. Hypogonadisme av hypotalamisk opprinnelse (HH) hos menn :
På samme måte som kvinner kan oppleve menstruasjonsforstyrrelser på grunn av intens trening, kan noen mannlige idrettsutøvere oppleve et fall i testosteronproduksjonen på grunn av fysiologisk stress. Forebygging inkluderer:

Kjenn igjen tegn som lav libido, tretthet eller tap av muskelmasse.
Sørg for riktig ernæring og hvile.
Balansere intensiteten og varigheten av treningen.

3. Forstyrrelser i skjoldbruskkjertelfunksjonen :
Spesielt utholdenhetsidrettsutøvere kan oppleve variasjoner i skjoldbruskkjertelfunksjonen. For å minimere risikoen :
Regelmessig kontroll av skjoldbruskkjertelhormonnivåer hos toppidrettsutøvere.
Sørg for å få i deg nok jod, som er viktig for produksjonen av skjoldbruskkjertelhormoner.

4. Hypoglykemi hos idrettsutøvere med diabetes :
Intens fysisk aktivitet kan føre til et raskt fall i blodsukkernivået hos idrettsutøvere med diabetes.
Lær utøveren å justere insulin- og karbohydratinntaket før, under og etter trening.
Oppmuntre til regelmessig kontroll av blodsukkernivået.

5. Osteoporose :
Lav beintetthet kan være et problem, særlig hos kvinnelige idrettsutøvere med uregelmessige eller manglende menstruasjoner.
Sørg for å få i deg nok kalsium og D-vitamin.
Oppmuntre til vektbærende øvelser for å øke bentettheten.

6. Utdanning og bevisstgjøring :
Å gi idrettsutøvere, trenere og medisinske team informasjon om den potensielle risikoen for idrettsrelaterte endokrine lidelser.

7. Regelmessige kontroller :
Regelmessige legekontroller, inkludert blodprøver, kan bidra til å oppdage og håndtere endokrine forstyrrelser før de blir et problem.

Nøkkelen til å forebygge idrettsrelaterte endokrinologiske lidelser ligger i en balansert tilnærming til trening, riktig ernæring, kontinuerlig opplæring og nøye medisinsk oppfølging. Åpen kommunikasjon mellom utøvere, trenere og helsepersonell er avgjørende for å sikre utøverens velvære og optimale prestasjoner.

Kapittel 13

ENDOKRINOLOGI I ULIKE KULTURER

Interkulturell tilnærming
i endokrinologi.

Den interkulturelle tilnærmingen til endokrinologi erkjenner at kulturelle faktorer kan ha en betydelig innvirkning på hvordan pasienter oppfatter, forstår og håndterer sine endokrine sykdommer. Kulturelle forskjeller kan påvirke holdninger til sykdom, oppfatninger om årsaker og behandling og helserelatert atferd. Det er derfor viktig at helsepersonell tar hensyn til disse nyansene for å kunne gi hensiktsmessig, respektfull og effektiv behandling.

1. Oppfatning av sykdommen :
I noen kulturer kan endokrine sykdommer, som diabetes eller skjoldbruskkjertelsykdommer, oppfattes som forbannelser, et resultat av tidligere handlinger eller til og med guddommelige straffer. Å forstå disse oppfatningene er avgjørende for å kunne møte pasienten med empati og gi riktig opplæring.

2. Oppfatninger om behandling :
Mens den vestlige tilnærmingen ofte favoriserer medikamenter og medisinske intervensjoner, kan andre kulturer verdsette tradisjonelle botemidler, åndelige intervensjoner eller spesifikke kostholdstilnærminger. Ved å samarbeide med pasienten om å integrere disse trosforestillingene i behandlingsplanen kan man oppnå bedre etterlevelse og resultater.

3. Kommunikasjon og samtykke :
I noen kulturer kan det være upassende å diskutere en diagnose eller prognose direkte med pasienten. Familien kan spille en sentral rolle i medisinske beslutninger. Helsepersonell må være oppmerksomme på disse nyansene og sørge for at informert samtykke innhentes i samsvar med pasientens kulturelle normer.

4. Kosthold og livsstil :
Matvanene varierer betydelig fra en kultur til en annen.
Disse forskjellene kan ha en betydelig innvirkning på
endokrine sykdommer, spesielt diabetes. Kostholdsrådene
må derfor tilpasses kulturelle preferanser og vaner.

5. Kjønnsspørsmål :
Kulturelle kjønnsnormer kan påvirke behandlingen av
endokrine lidelser. I noen kulturer kan det for eksempel
være tabu å snakke om menstruasjonsforstyrrelser eller
fertilitet. Helsepersonell må behandle disse temaene med
sensitivitet og diskresjon.

6. Utdanning og ressurser :
Ved å tilby opplæringsressurser på pasientens morsmål,
tilpasset pasientens lese- og skriveferdigheter og med
kulturelt relevante elementer, kan man forbedre forståelsen
og etterlevelsen av behandlingen.

7. Interkulturell opplæring for fagfolk :
Det er viktig at helsepersonell får spesifikk opplæring i å
forstå og navigere i interkulturell kompleksitet. Dette vil ikke
bare forbedre kvaliteten på behandlingen, men også styrke
tilliten og samarbeidet mellom pasient og helsepersonell.
En interkulturell tilnærming til endokrinologi krever
anerkjennelse og respekt for kulturelle forskjeller. Ved å
lytte, lære og tilpasse seg kan helsepersonell tilby personlig
tilpasset behandling som oppfyller hver enkelt pasients
unike behov.

Håndtering av overbevisninger
og tradisjonelle praksiser.

Det er en kompleks utfordring å håndtere tradisjonelle
oppfatninger og praksiser i medisinsk behandling, spesielt
innen endokrinologi. Tradisjonell tro kan ha stor innvirkning

på hvordan pasienten oppfatter sykdommen, dens årsaker, behandling og prognose. For helsepersonell er det viktig å navigere i dette landskapet på en sensitiv, respektfull og effektiv måte.

1. Lytting og forståelse :
Det første trinnet er å lytte aktivt til pasienten. Prøv å forstå pasientens tro, bekymringer og eventuelle tradisjonelle praksiser. Å stille åpne, ikke-dømmende spørsmål skaper et trygt miljø for dialog.

2. Utdanning og informasjon :
Når du har forstått pasientens perspektiv, kan du gi tydelig og saklig medisinsk informasjon om tilstanden, behandlingsalternativene og forventede resultater. Det er viktig å tilpasse denne informasjonen til pasientens lese- og skriveferdigheter og kulturelle forståelse.

3. Integrering av tradisjonell praksis :
Hvis det er mulig og trygt, bør du vurdere å innlemme noen av de tradisjonelle behandlingsmetodene i behandlingsplanen. For eksempel kan visse tradisjonelle urter eller teknikker være gunstige når de brukes sammen med konvensjonelle behandlinger.

4. Håndtering av konflikter :
Hvis det oppstår en konflikt mellom tradisjonell praksis og medisinske anbefalinger, er det viktig å nærme seg temaet med empati. Forklar tydelig årsakene til anbefalingene dine og de potensielle risikoene som er forbundet med tradisjonell praksis. Prøv å finne et felles grunnlag eller alternativer som respekterer pasientens tro og samtidig garanterer pasientens sikkerhet.

5. Samarbeid med tradisjonelle healere :
I noen lokalsamfunn kan det være en fordel å samarbeide med tradisjonelle healere. Disse helbrederne nyter ofte stor

tillit i lokalsamfunnene og kan spille en viktig rolle når det gjelder å styre helseoppfatninger og -praksis.

6. Samfunnsstøtte :
Å engasjere seg i lokalsamfunnet ved å arrangere opplæringsøkter eller workshops kan bidra til å bryte ned barrierer og skape gjensidig forståelse. Det kan også bidra til å avmystifisere visse forutinntatte holdninger og fremme tryggere helsepraksis.

7. Videreutdanning :
Det er viktig at helsepersonell jevnlig setter seg inn i kulturelle praksiser og overbevisninger i befolkningen de betjener. Interkulturell opplæring kan gi verktøy og strategier som gjør det lettere å navigere i denne komplekse situasjonen.

8. Tverrprofesjonelt nettverksarbeid :
Samarbeid med annet helsepersonell som har kompetanse eller erfaring med tverrkulturell omsorg. Dette kan gi ekstra støtte, ressurser og strategier for å håndtere utfordringer.

Håndtering av tradisjonelle oppfatninger og praksiser innen endokrinologi krever en respektfull, pasientsentrert og samarbeidsorientert tilnærming. Ved å anerkjenne og verdsette de unike perspektivene og erfaringene til hver enkelt pasient kan helsepersonell gi helhetlig og personlig tilpasset behandling.

Øke bevisstheten om de spesifikke behovene til ulike befolkningsgrupper.

Bevissthet om de spesifikke helsebehovene til ulike befolkningsgrupper er avgjørende for å kunne tilby likeverdige og effektive helsetjenester. Hver enkelt gruppe, enten de er definert ut fra etnisitet, religion, kjønn, alder, seksuell legning eller andre faktorer, har sine egne utfordringer, overbevisninger og praksiser som kan påvirke måten de oppfatter og håndterer helsen sin på. Her er en smidig tilnærming til bevisstgjøring:

I medisinens store verden bærer hvert enkelt individ med seg en mosaikk av kulturer, erfaringer og identiteter. Hver bit av denne mosaikken gjenspeiler ikke bare den enkeltes personlige historie, men også samfunnets felles historie, tro og forventninger. Når vi snakker om å øke bevisstheten om de spesifikke behovene til ulike befolkningsgrupper, handler det ikke bare om å forstå denne mosaikken, men også om å erkjenne hvordan den påvirker den enkeltes behandlingsforløp.
Ta for eksempel en eldre kvinne fra en etnisk minoritet, som kan møte språkbarrierer, kulturelle forestillinger om sykdom og stigma knyttet til alder eller kjønn. For henne kan det å navigere i helsevesenet være en helt annen opplevelse enn for en ung mann som bor i et urbant miljø med lett tilgang til helseinformasjon og -tjenester.

Bevisstheten begynner med erkjennelsen av at hvert enkelt individ er unikt, men også at det er et produkt av en rekke samvirkende faktorer som påvirker helsen. Dette krever kontinuerlig opplæring av helsepersonell, som må holde seg oppdatert på de spesifikke problemstillingene som gjelder for de ulike befolkningsgruppene de betjener. Denne opplæringen kan ta for seg temaer som helseforskjeller, interkulturell kommunikasjon, tradisjonelle helseoppfatninger og systemiske barrierer for tilgang til helsetjenester.

Men utover opplæring er det viktig å innta en holdning preget av aktiv lytting og empati. Still åpne spørsmål, vær nysgjerrig og, fremfor alt, vis respekt for svarene. Anerkjenn at pasientens tro eller praksis noen ganger kan avvike fra din egen, men at de er like gyldige og viktige for pasienten.

Til slutt må du ikke glemme at bevissthet også betyr handling. Det betyr at vi må ta til orde for en politikk som reduserer ulikheter i helse, samarbeide med lokalsamfunn for å forstå og imøtekomme deres behov, og alltid søke å forbedre tilgangen til, kvaliteten på og hensiktsmessigheten av helsetjenester for hver enkelt.

Ved å integrere disse prinsippene i sin praksis kan helsepersonell sørge for at de ikke bare ivaretar pasientenes medisinske behov, men også deres menneskelige, kulturelle og sosiale behov, og på den måten gi virkelig pasientsentrert omsorg.

Tilpasning av omsorg avhengig av den kulturelle konteksten.

Å tilpasse medisinsk behandling til den kulturelle konteksten er avgjørende for at pasientene skal få en helhetlig og respektfull behandling. Medisin er i bunn og grunn en vitenskap, men måten den oppfattes og praktiseres på, påvirkes i stor grad av kulturen. Hvis vi skal kunne tilby relevant og empatisk behandling, er det derfor viktig å integrere denne kulturelle dimensjonen. Her er en integrert tilnærming til denne tilpasningen:

Når en lege legger stetoskopet på brystet til en pasient, lytter han til mer enn bare hjerteslagene; han får kontakt med pasientens historie, tro og verdier. Denne enkle gesten blir en bro mellom legevitenskapen og pasientens kulturelle univers.

1. Kunnskap og bevissthet :
Det er viktig at helsepersonell blir kjent med de ulike kulturene de kan komme til å møte i sitt arbeid. Det kan dreie seg om å sette seg inn i ulike oppfatninger om

sykdom, død og familie, samt kosthold og religiøs praksis som kan påvirke behandlingen.

2. Effektiv kommunikasjon :
Det kan bety at man må bruke tolk der det finnes språkbarrierer, men det betyr også at man må forstå den ikke-verbale kommunikasjonen, som kan variere fra kultur til kultur. Måten man stiller spørsmål på, graden av øyekontakt og til og med fysisk nærhet under interaksjonen kan ha kulturell betydning.

3. Respekt for tro og praksis :
Det er viktig å møte hver enkelt pasient med et åpent sinn, uten å dømme. Hvis en pasient følger en tradisjonell praksis eller har en spesiell tro på sykdommen, bør fagpersonen samarbeide med pasienten for om mulig å integrere denne troen i behandlingsplanen.

4. Felles beslutningstaking :
I noen kulturelle kontekster er det ikke pasienten alene som tar medisinske beslutninger, men i samarbeid med familien eller lokalsamfunnet. Det er avgjørende å anerkjenne denne dynamikken og integrere den i behandlingsprosessen.

5. Tilpasset opplæring :
Gi medisinsk informasjon på en måte som er kulturelt relevant og tilgjengelig. Dette kan innebære visuelle hjelpemidler, brosjyrer på ulike språk eller til og med workshops i lokalsamfunnet.

6. Samarbeid med tradisjonelle healere :
I mange kulturer spiller healere en viktig rolle for helse og velvære. Å samarbeide med dem kan bygge tillit og forbedre pasientens resultater.

7. Fleksibilitet :
Å tilpasse behandlingen til en kulturell kontekst innebærer også å være fleksibel. Det kan bety at man må tilpasse

behandlingsplaner, timeavtaler eller til og med medisinske protokoller for å imøtekomme pasientens kulturelle behov.

Å tilpasse medisinsk behandling til den kulturelle konteksten er ikke en luksus, men en nødvendighet. I en globalisert verden der grensene blir stadig mer utvisket, må medisinsk behandling overskride kulturelle grenser for å berøre selve essensen av menneskeheten: ønsket om helse, velvære og gjensidig respekt.

Kapittel 14

FARMAKOLOGI INNEN ENDOKRINOLOGI

Vanlige legemidler
og deres virkningsmekanisme.

Innen endokrinologi brukes et stort antall legemidler til behandling av ulike lidelser. Disse legemidlene virker på forskjellige måter for å modulere eller erstatte endogene hormoner. Her er en liste over legemidler som ofte brukes innen endokrinologi, sammen med deres virkningsmekanisme:

1. **Insulin** (brukes til behandling av diabetes) :
   Virkningsmekanisme: Insulin regulerer konsentrasjonen av glukose i blodet ved å fremme inntaket av glukose i celler, særlig muskel- og fettceller. Det hemmer også leverens produksjon av glukose.
2. **Metformin** (behandling av type 2-diabetes) :
   Virkningsmekanisme: Metformin reduserer glukoseproduksjonen i leveren og øker insulinfølsomheten, og forbedrer dermed den perifere glukoseutnyttelsen.
3. **Levotyroksin** (behandling av hypotyreose) :
   Virkningsmekanisme: Det er en syntetisk form av skjoldbruskkjertelhormonet T4. Det erstatter eller supplerer endogene skjoldbruskkjertelhormoner og forbedrer dermed symptomene på hypotyreose.
4. Antityreoideapreparater (som propyltiouracil og metimazol) :
   Virkningsmekanisme: De hemmer syntesen av skjoldbruskkjertelhormoner i skjoldbruskkjertelen og brukes til behandling av hypertyreose.
5. **Kortikosteroider** (for eksempel prednison, som brukes ved en rekke tilstander) :
   Virkningsmekanisme: Disse legemidlene er syntetiske analoger av hormoner som produseres av binyrene. De virker betennelsesdempende og

immundempende og påvirker forbrenningen av karbohydrater, proteiner og fett.

6. Aromatasehemmere (for eksempel anastrozol, som brukes ved visse typer brystkreft):

Virkningsmekanisme: Disse legemidlene hemmer enzymet aromatase, som omdanner androgener til østrogener. Ved å redusere østrogennivået kan de bidra til å behandle visse typer hormonavhengig brystkreft.

7. Bisfosfonater (f.eks. alendronat, brukes ved osteoporose) :

Virkningsmekanisme: Disse legemidlene hemmer benresorpsjonen og reduserer dermed bentapet og øker bentettheten.

8. GnRH-agonister (for eksempel leuprolid, som brukes ved endometriose, fibromer og visse kreftformer):

Virkningsmekanisme: Disse legemidlene modulerer hypofysens frigjøring av gonadotropiske hormoner (LH og FSH) og påvirker dermed produksjonen av kjønnshormoner som østrogen og testosteron.

Dette er bare en delvis liste over legemidler som brukes innen endokrinologi, men den gir et inntrykk av mangfoldet av virkningsmekanismer for disse terapeutiske midlene. Det anbefales alltid å konsultere en spesialist for spesifikk informasjon om et legemiddel eller en behandling.

Interaksjoner med legemidler å se opp for.

Interaksjoner mellom legemidler kan endre effekten eller øke risikoen for bivirkninger. Innen endokrinologi er det spesielt viktig å være oppmerksom på disse interaksjonene, siden hormonbalansen er så følsom. Her er noen av de vanligste legemiddelinteraksjonene du bør være oppmerksom på på dette området:

1. Levotyroksin :

Kalsium- og jerntilskudd: Disse kan redusere opptaket av levotyroksin. Det anbefales generelt at disse tilskuddene tas med flere timers mellomrom fra levotyroksin.

Syrenøytraliserende midler som inneholder aluminium eller magnesium: Kan redusere absorpsjonen av levotyroksin.

2. Insulin og hypoglykemiske legemidler :

Betablokkere: De kan maskere symptomene på hypoglykemi og redusere den hypoglykemiske responsen.

Tiazider: Kan øke blodsukkernivået og kreve justering av insulindosen.

3. Medikamenter mot skjoldbruskkjertelen (f.eks. propyltiouracil) :

Antikoagulantia: Den antikoagulerende effekten kan økes, noe som øker risikoen for blødning.

Betablokkere: Økt risiko for bivirkninger som bradykardi.

4. Kortikosteroider :

Ikke-steroide antiinflammatoriske legemidler (NSAIDs): Øker risikoen for magesår og blødninger.

Diuretika: Økt risiko for elektrolyttforstyrrelser, spesielt hypokalemi.

5. GnRH-agonister :

Østrogener og gestagener: Kan redusere effekten av GnRH-agonister.

6. Bisfosfonater :

Syrenøytraliserende midler: Kan påvirke opptaket av bisfosfonater.

Aspirin: Øker risikoen for mageirritasjon.

7. Legemidler mot type 2-diabetes (f.eks. metformin) :

Jodkontrastmidler som brukes til avbildning: Kan øke risikoen for melkesyreacidose hos pasienter som tar metformin.

8. Aromatasehemmere :

Legemidler som inneholder østrogener: Kan redusere effekten av aromatasehemmere.

Det er viktig å merke seg at denne listen langt fra er uttømmende. Pasienter bør alltid informere legen sin om alle legemidler, kosttilskudd og naturmidler de tar. I tillegg er det viktig at helsepersonell regelmessig konsulterer en pålitelig farmakologisk database eller en spesialistfarmasøyt for å minimere risikoen for skadelige legemiddelinteraksjoner.

Betydningen av å følge behandlingen.

Etterlevelse av behandlingen, det vil si i hvilken grad pasienten følger medisinske anbefalinger om medisinering, kosthold eller andre livsstilsendringer, er et grunnleggende element i en vellykket behandling. God etterlevelse optimaliserer behandlingseffekten, forbedrer pasientresultatene og reduserer helsekostnadene. Her er en kortfattet beskrivelse av hvor viktig dette er:
Forestill deg en gartner som sår frø på en åker i håp om en god avling. Han vet at for at frøene skal spire og gro, må han vanne dem regelmessig, beskytte dem mot skadedyr og tilføre dem riktig næring. Hvis han av en eller annen grunn forsømmer denne omsorgen, vil avlingen sannsynligvis bli dårlig. På samme måte kan medisinsk behandling betraktes som et frø som legen planter for å forbedre pasientens helse. Men uten riktig støtte fra pasienten er det ikke sikkert at dette frøet gir de ønskede resultatene.

Optimalisere behandlingseffekten: Akkurat som en plante trenger regelmessig vanning for å vokse, må en behandling tas regelmessig for å virke som den skal. Hvis man for eksempel unnlater å ta antibiotikadoser, kan det ikke bare redusere effekten, men også bidra til resistensutvikling.

Forebygge komplikasjoner: Hvis en plante ikke får tilsyn, kan den invaderes av parasitter eller sykdommer. På samme måte kan en pasient som ikke følger behandlingsregimet sitt, bli utsatt for komplikasjoner. Ved diabetes, for eksempel, kan dårlig etterlevelse av behandlingen føre til alvorlige komplikasjoner som blindhet, nevropati eller hjerteproblemer.

Sparer helseressurser: En fremsynt gartner som passer på hagen sin fra begynnelsen av, unngår kostnader og arbeid med å håndtere problemer senere. På samme måte kan god etterlevelse redusere behovet for sykehusinnleggelser, kostbare behandlinger og andre medisinske inngrep.

Styrke pasienten: En gartner som ser plantene sine blomstre takket være sin egen innsats, føler seg verdsatt og trygg. En pasient som følger behandlingen og ser at helsen blir bedre, føler seg også selvstendig og har kontroll over livet sitt.

Styrke forholdet mellom lege og pasient: På samme måte som en gartner kan søke råd hos eksperter eller andre gartnere, må en pasient stole på at legen følger hans eller hennes anbefalinger. God etterlevelse styrker dette tillitsforholdet og baner vei for en mer åpen kommunikasjon.

Som i en hage avhenger behandlingens suksess like mye av den daglige pleien som av kvaliteten på frøene. Å øke bevisstheten om hvor viktig det er å følge behandlingen, og å tilby de nødvendige verktøyene for å støtte denne etterlevelsen, er avgjørende for å sikre at alle pasienter får den beste sjansen til å leve et sunt liv.

Vanlige bivirkninger og forvaltningen av dem.

Endokrine legemidler kan, som alle legemidler, ha bivirkninger. Kunnskap om disse bivirkningene og hvordan de skal håndteres, er avgjørende for både helsepersonell og pasient. La oss ta for oss dette emnet ved å snakke om de vanligste bivirkningene av visse endokrine legemidler og strategier for å håndtere dem, i en flytende og integrert stil.

På den reisen som medisinsk behandling er, kan bivirkninger sammenlignes med uventede humper i veien. De kan oppstå når som helst, men med riktig forberedelse og respons kan de ofte håndteres eller reduseres.
Ta for eksempel **levotyroksin**, som brukes til behandling av hypotyreose. Hvis dosen er for høy, kan pasienten oppleve symptomer på hypertyreose, for eksempel hjertebank, uro eller søvnløshet. I slike tilfeller kan det være nødvendig å justere dosen for å oppnå en vellykket behandling. Regelmessig kontroll av TSH-nivåer (tyreoideastimulerende hormon) og symptomer gjør det mulig å finjustere behandlingen.

Når vi snakker om **diabetes,** kan hypoglykemiske legemidler som insulin noen ganger føre til hypoglykemi, en situasjon som kan sammenlignes med en plutselig og uventet sving i veien. Umiddelbar behandling vil innebære å spise raske karbohydrater, for eksempel søtet juice eller godteri. For å unngå fremtidige episoder er det viktig å se over kosthold og mosjon og eventuelt justere medisindosen.

Kortikosteroider, kraftige betennelsesdempende legemidler, kan virke som en motorvei for behandling av betennelser og autoimmune reaksjoner. Denne veien har imidlertid sine bivirkninger i form av vektøkning, benskjørhet og søvnløshet. For å håndtere disse bivirkningene anbefales det ofte å ta medisinen om morgenen, legge opp til et kosthold rikt på kalsium og D-vitamin og regelmessig overvåke bentettheten.

Endelig har osteoporosemedisiner som **bisfosfonater** sine egne utfordringer. De kan forårsake gastrointestinale problemer og i sjeldne tilfeller osteonekrose i kjeven. En strategi for å unngå disse problemene kan være å ta medisinen på tom mage, stå i 30 minutter etter inntak og ha god tannhygiene.

Nøkkelen til denne terapeutiske reisen er åpen kommunikasjon mellom pasient og helsepersonell. Å kjenne ruten, forutse svingene og ha en plan for hver hindring betyr at reisen kan fortsette trygt og nå det ønskede målet: bedre helse.

Kapittel 15

HELHETLIG TILNÆRMING INNEN ENDOKRINOLOGI

Betydningen av balanse mellom kropp, sinn og sjel.

Harmoni mellom kropp, sinn og sjel blir ofte sett på som et ideal for fullstendig velvære. Denne sammenkoblede treenigheten former vår opplevelse av livet, vår respons på utfordringer og vår søken etter mening. La oss sammen kaste oss ut i en flytende refleksjon over viktigheten av denne balansen.

Tenk deg et musikkinstrument, for eksempel en fiolin. Instrumentets kropp, som er laget av utskåret tre, kan sammenlignes med vår fysiske kropp, som gir struktur og form. Melodiene det frembringer, fremkaller tankene, følelsene og bevisstheten vår. Lidenskapen og intensjonen bak hver tone som spilles, legemliggjør sjelen, den uhåndgripelige gnisten som gir dybde og mening til vår eksistens.

Kroppen: I likhet med fiolinen trenger kroppen vedlikehold. Den trenger riktig ernæring, mosjon og hvile for å fungere optimalt. Når den er godt vedlikeholdt, blir den et presist og lydhørt instrument som er i stand til å omsette intensjonene våre til handling og tankene våre til virkelighet.

Sinnet: Melodier spilt på fiolin kan fremkalle en rekke følelser, akkurat som hjernen vår navigerer gjennom en rekke tanker og følelser hver dag. Psykisk helse er like viktig som fysisk helse. Et sunt sinn gjør oss i stand til å tolke verden rundt oss, ta gjennomtenkte beslutninger og bygge meningsfulle relasjoner.

Sjelen: Dette er energien som driver fiolinisten, lidenskapen som gir musikken liv. På samme måte er sjelen den indre delen av oss som søker mening, lengter etter kontakt og styrer vårt moralske kompass.

Den gir næring til vår identitetsfølelse, vårt ønske om tilhørighet og vår søken etter et større formål.

Når disse tre elementene er i harmoni, føler individet seg komplett, balansert og i harmoni. Men på samme måte som en fiolin kan bli ustemt, kan det oppstå ubalanse mellom kropp, sinn og sjel. Hvis vi ignorerer ett av disse aspektene, kan det føre til følelser av uro, frustrasjon eller tomhet.

Å erkjenne viktigheten av denne balansen er det første skrittet mot helhetlig velvære. Det innebærer å lytte til kroppens behov, gi næring til sinnet med positive tanker og komme i kontakt med sjelen gjennom åndelig praksis, meditasjon eller kreativitet.

Innen medisinen erkjenner man i økende grad betydningen av denne balansen. Holistiske tilnærminger, som integrerer omsorg for kropp, sinn og sjel, gir et mer helhetlig perspektiv på helse og velvære.
I likhet med fiolinisten som med lidenskap og øvelse forsøker å mestre hver eneste tone, inviteres hver og en av oss til å søke denne balansen, foredle vår indre harmoni og spille livets unike og dyrebare melodi.

Komplementære teknikker: meditasjon, yoga, akupunktur.

Den stadige utviklingen innen moderne medisin har satt fokus på betydningen av komplementære og alternative behandlingsformer. Blant disse har meditasjon, yoga og akupunktur fått særlig anerkjennelse for sin evne til å fremme generell velvære. La oss integrere disse tre praksisene i en flytende og sammenhengende utforskning av deres fordeler.

Tenk på helse og velvære som et stort landskap. I hjertet av dette landskapet ligger en rolig elv som symboliserer vår indre balanse. Denne elven får næring fra tre viktige sideelver: meditasjon, yoga og akupunktur.

1. Meditasjon :
Det er som en kilde med rent vann som strømmer inn i vår indre elv. Ved å hengi seg til meditasjon kan man fokusere på noe annet og finne et øyeblikk av fred i hverdagens kjas og mas. Meditasjon bidrar til å klarne sinnet, håndtere stress og styrke selvbevisstheten. Regelmessig meditasjon kan redusere angst, forbedre konsentrasjonen og skape en dyp følelse av indre ro.

2. Yoga :
Det kan sammenlignes med en vitaliserende strøm som stimulerer elvens flyt. Yoga er en eldgammel praksis som forener kropp og sinn gjennom en rekke stillinger, pusteteknikker og meditasjoner. Yoga styrker kroppen, forbedrer fleksibiliteten og fremmer dyp avspenning. Ved å harmonisere pust og bevegelse inviterer yoga til bevisst tilstedeværelse og styrker forbindelsen mellom det fysiske og det mentale.

3. Akupunktur :
Tenk på denne praksisen som en sideelv som korrigerer elveløpet, fjerner hindringer og gjenoppretter den naturlige flyten. Akupunktur er basert på tradisjonell kinesisk medisin og går ut på å stikke fine nåler inn i bestemte punkter på kroppen. Disse punktene regnes som energisentre, og ved å stimulere dem søker man å gjenopprette balansen i energiflyten, eller "Qi", i kroppen. Akupunktur er kjent for å lindre smerter, redusere stress og behandle en rekke lidelser, fra fordøyelsesproblemer til migrene.

Akkurat som de tre sideelvene gir næring og beriker elven, utfyller meditasjon, yoga og akupunktur hverandre og gir en helhetlig tilnærming til velvære. Ved å innlemme disse teknikkene i rutinene våre kan vi ikke bare behandle spesifikke plager, men også bygge motstandskraft, forbedre den emosjonelle balansen og kultivere en dyp kontakt med vårt indre.

I en verden som ofte er preget av stress og hastverk, minner disse øvelsene oss om hvor viktig det er å ta en pause, lytte og ta vare på oss selv, og veileder oss til dypere harmoni med oss selv og verden rundt oss.

Betydningen av en pasientsentrert.

I hjertet av moderne medisin ligger en avgjørende endring: skiftet fra sykdomssentrert medisin til pasientsentrert medisin. Denne individualiserte tilnærmingen anerkjenner hver enkelt pasient som en unik enhet med egne erfaringer, verdier og behov. La oss sammen se nærmere på betydningen av denne pasientsentrerte tilnærmingen.

Tenk deg et kunstatelier der alle lerret behandles på samme måte, uansett motiv, farge eller stil. Selv om hvert verk ville få samme oppmerksomhet, ville resultatet ikke yte rettferdighet til det unike ved hvert enkelt verk. På samme måte vil det å behandle hver enkelt pasient etter én enkelt modell uten å ta hensyn til deres individualitet være å neglisjere det unike bildet av deres liv.

Helhetlig forståelse: En pasientsentrert tilnærming søker å forstå hele bildet - ikke bare de kliniske symptomene, men også pasientens følelser, tro, historie og ambisjoner. Det er som å gjenkjenne alle nyanser og detaljer i et kunstverk.

Terapeutisk partnerskap: I stedet for å se på forholdet mellom lege og pasient som en enkel overføring av informasjon, blir det et ekte partnerskap. Som to kunstnere som jobber sammen på et lerret, jobber lege og pasient hånd i hånd for å finne den beste veien til helse.

Pasientens autonomi: Det er viktig å verdsette pasientens kompetanse i sitt eget liv. Det er som å gi kunstnere frihet til å velge farger og teknikker. Å innlemme pasientens preferanser og verdier i behandlingsplanen bidrar til større etterlevelse og tilfredshet.

Effektiv kommunikasjon: Oppmerksom lytting og åpen kommunikasjon er kjernen i denne tilnærmingen. På samme måte som en kunstkritiker forsøker å forstå kunstnerens visjon, forsøker legen å forstå pasientens perspektiv.

Emosjonell støtte: Det er like viktig å anerkjenne og ivareta pasientenes emosjonelle behov som å behandle de fysiske symptomene. Det er som å ta vare på sjelen i et kunstverk, ikke bare overflaten.

Felles beslutningstaking: I dette samarbeidet bidrar legen med sin medisinske ekspertise, mens pasienten bidrar med sin inngående kunnskap om sin egen kropp og sitt eget liv. Sammen tar de informerte beslutninger som de er enige om.

Ved å sette pasienten i sentrum anerkjenner medisinen at det bak hver diagnose ligger en historie, en personlighet og et unikt sett med erfaringer. Det er en invitasjon til å se forbi symptomene, til å lytte med empati og til å omfavne den delikate og dypt menneskelige kunsten å helbrede. Til syvende og sist gjør en pasientsentrert tilnærming medisinen ikke bare til en vitenskap, men til en kunst.

Samarbeid med alternative eller komplementære fagpersoner.

Helse og velvære er som et stort orkester der hvert instrument, selv om de er forskjellige, bidrar til den totale symfonien. På samme måte skaper samarbeidet mellom tradisjonelt helsepersonell og fagfolk innen alternative og komplementære behandlingsformer en helhetlig melodi. Utforsk denne komplekse harmonien og hvordan den beriker det medisinske landskapet.

I hjertet av en konsertsal kan du tenke deg den tradisjonelle legen som førstefiolinisten som spiller hovedmelodien, basert på århundrer med medisinsk forskning og klinisk ekspertise. Men rundt ham er det andre instrumenter, som representerer alternative eller komplementære terapeuter, som alle tilfører komposisjonen en nyanse, en dybde og noen ganger til og med et helt nytt perspektiv.

1. **Naturterapeuter**: De kan sammenlignes med fløyter som tilfører en naturlig sødme til helheten. De fokuserer på naturlig helbredelse, forebygging og balanse ved hjelp av blant annet medisinplanter, ernæring og andre tradisjonelle behandlingsformer.

2. **Kiropraktorer**: Tenk på dem som kontrabassister som gir struktur og støtte. Ekspertisen deres fokuserer på ryggraden og muskel- og skjelettsystemet, og bidrar til å justere kroppen og forbedre nervefunksjonen.

3. **Akupunktører**: De er som harper som berører ømfintlige punkter for å fremkalle dyptgripende reaksjoner. Akupunktur er basert på tradisjonell kinesisk medisin og har som mål å balansere kroppens vitale energi, eller "Qi", ved å stimulere spesifikke punkter.

4. **Massører**: I likhet med slagverk bruker de berøring for å løse opp spenninger og fremme avslapping. Massasje kan forbedre blodsirkulasjonen, redusere stress og lindre muskelsmerter.

5. **Meditasjons- og yogautøvere**: Tenk på dem som trevindene som bringer ro og konsentrasjon til helheten. De fremmer selvbevissthet, mental balanse og kroppslig fleksibilitet.

Når disse fagpersonene jobber sammen, i harmoni med primærlegen, blir behandlingen rik og nyansert. Hver terapeut bidrar med sin egen ekspertise, men det er samarbeidet som muliggjør en helhetlig tilnærming til velvære.

Legen, som koordinator, må være informert om de komplementære behandlingsformene pasienten mottar for å sikre at de utfyller hverandre og ikke kommer i konflikt med hverandre. Pasientene må på sin side føle seg trygge på å fortelle om sine behandlingsvalg og søke balanserte råd.

Det fine med dette samarbeidet er at det, samtidig som det respekterer de grunnleggende prinsippene for evidensbasert medisin, anerkjenner og integrerer fordelene ved tradisjonelle, alternative og komplementære behandlingsformer, noe som gir et bredere spekter av behandlingsmuligheter.

Kapittel 16

GLOBALE HELSESPØRSMÅL INNEN ENDOKRINOLOGI

Epidemiologi av endokrine lidelser på verdensbasis.

Epidemiologi, vitenskapen som studerer utbredelse, determinanter og sykdomsdynamikk i befolkninger, gir et verdifullt innblikk i utbredelsen og forekomsten av endokrine lidelser rundt om i verden. La oss begi oss ut på en reise gjennom dette globale medisinske landskapet og utforske hvordan hormonelle ubalanser påvirker ulike regioner og kulturer.

Forestill deg jorden sett fra verdensrommet, en lysende klode med områder med intenst lys og andre med mer dempet lys. Disse lyspunktene kan symbolisere regionene der visse endokrine lidelser dominerer, og gi et globalt bilde av utfordringene og trendene innen endokrin helse.

1. Diabetes :

En av de mest utbredte endokrine sykdommene, diabetes, er spesielt utbredt i mange deler av verden. I Nord-Amerika og deler av Midtøsten er forekomsten av type 2-diabetes spesielt høy, hovedsakelig på grunn av en stillesittende livsstil, et kaloririkt kosthold og andre livsstilsfaktorer. I tillegg ser man også en alarmerende økning i antall tilfeller i utviklingsland, der livsstil og kosthold endrer seg raskt.

2. Forstyrrelser i skjoldbruskkjertelen :

Europa, og særlig Sentral-Europa, har historisk sett vært et endemisk område for jodmangel, et viktig element for skjoldbruskkjertelens funksjon. Selv om situasjonen har bedret seg med jodisering av salt, er det fortsatt tilfeller av struma og andre skjoldbruskkjertelsykdommer. I Asia har visse regioner også høye forekomster av skjoldbruskkjertelsykdommer, inkludert kreft i skjoldbruskkjertelen.

3. Forplantningsforstyrrelser :

I ulike deler av Afrika og Asia er det høy forekomst av reproduksjonsforstyrrelser som polycystisk ovariesyndrom (PCOS) og infertilitet. Genetiske, miljømessige og kulturelle faktorer spiller alle en rolle i denne epidemiologien.

4. Osteoporose :

Regioner med begrenset eksponering for sollys, som for eksempel Nord-Europa, har en høyere forekomst av osteoporose, delvis på grunn av mangel på vitamin D, som er viktig for beinhelsen.

5. Endokrine kreftformer :

Noen geografiske områder, særlig Øst-Asia, har høyere forekomst av spesifikke kreftformer, for eksempel kreft i skjoldbruskkjertelen. Årsakene til disse variasjonene er ikke alltid klare, men det kan være genetiske faktorer, miljøfaktorer og kostholdsfaktorer.

For å vende tilbake til utsikten fra verdensrommet er det viktig å være klar over at disse lyspunktene når det gjelder insidens og prevalens ikke er statiske. Over tid påvirker livsstil, miljø, tilgang til helsetjenester og bevissthet dynamikken i disse endokrine lidelsene. Men takket være epidemiologien kan forskere og helsepersonell bedre forstå, forebygge og behandle disse tilstandene, og de arbeider utrettelig for å gjøre det generelle bildet av endokrin helse bedre for alle.

Utfordringer og muligheter i land med begrensede ressurser.

I land med begrensede ressurser fremstår endokrin medisin, i likhet med andre medisinske spesialiteter, som et komplekst puslespill av utfordringer vevd sammen med uventede muligheter. Det er som en svingete vei gjennom ulendt terreng, der hver vanskelig sving avslører et panorama av nye muligheter og håp.

Det første store problemet i disse regionene er begrenset tilgang til helsetjenester. Mange mennesker med alarmerende symptomer har verken råd eller geografisk nærhet til å oppsøke en spesialist, noe som fører til at endokrine lidelser ikke blir diagnostisert eller blir dårlig behandlet. Men i denne skyggen dukker det opp en mulighet: telemedisin. Takket være teknologiske fremskritt kan selv en enkel smarttelefon fungere som en bro mellom en isolert pasient og en spesialist, og tilby uvurderlig medisinsk rådgivning eller diagnose.

For det andre gjør mangelen på spesialisert utstyr og medisiner det vanskelig å behandle pasientene. Uten de rette verktøyene kan det være vanskelig å diagnostisere og behandle endokrine lidelser. Denne begrensningen har imidlertid stimulert til sparsommelig innovasjon og tilpasning av eksisterende verktøy til lokale behov. Det kan for eksempel dreie seg om bruk av forenklede diagnoseverktøy eller opplæring av lokale helsearbeidere til å administrere grunnleggende behandling.

Bevisstgjøring og opplæring er også store utfordringer. Myter, stigmatisering og mangel på informasjon kan føre til forsinket diagnostisering eller uhensiktsmessig behandling. Men også her finnes det muligheter: Opplysningskampanjer, skoleprogrammer eller lokale helseambassadører kan opplyse lokalsamfunn om endokrine lidelser og oppmuntre til behandling i tide.

Begrensede økonomiske ressurser gjør det ofte vanskelig å kjøpe medisiner eller betale for konsultasjoner. Dette har imidlertid fått mange land til å utforske innovative finansieringsmodeller, som mikroforsikring eller offentlig-private partnerskap, for å gjøre helsetjenester tilgjengelige for alle.

Endelig kan det være mangel på spesialistutdanning, med få endokrinologer tilgjengelig for en stor befolkning. I denne utfordringen ligger det imidlertid muligheter for fjernundervisningsprogrammer, samarbeid med internasjonale institusjoner eller intensivkurs for å gi allmennleger grunnleggende endokrinologiske ferdigheter.

På denne kronglete veien illustrerer land med begrensede ressurser en viktig lærdom: motstandsdyktighet i møte med motgang. For hver utfordring de står overfor, vekkes kreativitet, samarbeid og besluttsomhet til live og skaper en fremtid der endokrin helse blir tilgjengelig for alle, overalt, til tross for hindringene.

Internasjonalt samarbeid og utvekslingsprogrammer.

Internasjonalt samarbeid og utvekslingsprogrammer på det medisinske området er som broer som bygges mellom ulike nasjoner og kulturer, og som åpner for deling av kunnskap, ferdigheter og ressurser. Tenk på dette samarbeidet som en stor vev av sammenkoblede tråder, der hver tråd representerer en nasjon, en institusjon eller et individ som sammen skaper et globalt bilde av fremgang og innovasjon.

I hjertet av denne veven er utvekslingsprogrammene skyttelbussene som knytter disse trådene sammen. De gjør det mulig for helsepersonell, enten det er studenter, forskere eller klinikere, å reise fra en region til en annen, fordype seg i en ny medisinsk kultur og ta med seg nye perspektiver og beriket kompetanse hjem.

En av de mest åpenbare fordelene med disse utvekslingene er kunnskapsoverføring. En endokrinolog fra et industriland kan for eksempel dele de siste fremskrittene innen diagnostisering eller behandling av endokrine lidelser med sine kolleger i et utviklingsland. Omvendt kan den samme endokrinologen lære om tradisjonelle tilnærminger eller innovative metoder for sykdomsbehandling som er tilpasset begrensede ressurser.

Men i tillegg til å utveksle kunnskap skaper disse utvekslingene også en dyp kulturell forståelse. Hvert helsesystem gjenspeiler samfunnets verdier, tro og tradisjoner. Ved å fordype seg i et annet medisinsk miljø tilegner helsepersonell seg den kulturelle sensitiviteten som er avgjørende for å kunne utøve pasientsentrert medisin i en globalisert verden.

Disse programmene stimulerer også til forskningssamarbeid. I møte med globale medisinske utfordringer som covid-19-pandemien og den økende forekomsten av diabetes er internasjonalt samarbeid avgjørende for å forene innsatsen, dele data og fremskynde oppdagelser.
Internasjonalt samarbeid bygger også opp kapasitet. Gjennom institusjonelle partnerskap kan sykehus og universiteter dra nytte av utstyr, opplæring eller ressurser, og dermed forbedre kvaliteten og effektiviteten i behandlingen.

For fagpersoner i starten av karrieren er utvekslingene en uvurderlig mulighet til å bygge nettverk, knytte kontakter med mentorer eller kolleger i utlandet og legge grunnlaget for fremtidig samarbeid.
Ta en ny titt på denne veven, der hver tråd styrker helheten. Internasjonale samarbeids- og utvekslingsprogrammer beriker det medisinske landskapet og bygger et globalt samfunn der gjensidig støtte, innovasjon og forståelse fører til bedre helse for alle.

Endokrinologi i møte med globale kriser: pandemier, klimaendringer.

I møte med de stadig mer omfattende globale krisene, som pandemier og klimaendringer, står endokrinologien, i likhet med andre medisinske fagområder, ved et veiskille av tilpasning, innovasjon og refleksjon. Forestill deg denne medisinske spesialiteten som et fyrtårn midt i stormen, som forsøker å veilede endokrinologiske pasienter gjennom turbulente farvann, samtidig som det tilpasser seg nye utfordringer.

Pandemier :
Den plutselige fremveksten av globale infeksjonssykdommer, som covid-19, har direkte og indirekte konsekvenser for endokrinologien. Direkte har man observert at pasienter med endokrine lidelser, spesielt diabetes, kan være mer sårbare for alvorlige former for disse sykdommene. Dette har ført til en grundig undersøkelse av hvordan hormonelle ubalanser kan samhandle med smittsomme stoffer og påvirke sykdomsutfallet. Indirekte har inneslutninger og forstyrrelser i helsevesenet skapt utfordringer for den løpende behandlingen av endokrine lidelser, fra regelmessig overvåking til kirurgiske inngrep.

Klimaendringer :
Disse globale omveltningene har en rekke effekter på helsen, inkludert endokrin funksjon. Stigende temperaturer kan for eksempel påvirke temperaturreguleringen hos pasienter som lider av visse endokrine lidelser. Mer generelt kan ekstreme værhendelser forstyrre produksjonen og distribusjonen av viktige medisiner som insulin. I tillegg kan miljøforurensning som følge av klimaendringene introdusere hormonforstyrrende stoffer i næringskjeden, noe som kan påvirke hormonfunksjonen hos enkeltindivider.

Men i tillegg til utfordringene gir disse krisene også en unik mulighet til å tenke nytt. I møte med pandemien har endokrinologien tatt i bruk telemedisin og tilbudt fjernkonsultasjoner, virtuell oppfølging og nettbasert terapeutisk opplæring. Dette har ikke bare sikret kontinuitet i behandlingen i krisetider, men har også banet vei for mer fleksible og tilgjengelige behandlingsmodeller i fremtiden.

Samtidig har klimaendringene vært en katalysator for å tenke bærekraft i medisinen. Grønnere praksis i endokrine laboratorier, redusert bruk av plast i medisinsk utstyr og større bevissthet om hormonforstyrrende stoffer er alle skritt i retning av en mer miljøvennlig endokrinologi.

I disse turbulente farvannene fortsetter endokrinologien, bevæpnet med vitenskap, innovasjon og utholdenhet, å bane vei for pasientene, samtidig som den finner sin egen vei for å møte utfordringene i en verden i stadig endring.

Kapittel 17

DIGITAL HELSE OG ENDOKRINOLOGI

Mobilapplikasjoner for overvåking og pasientopplæring.

I den digitale tidsalderen har mobilapper revolusjonert måten pasienter håndterer helsetilstandene sine på og informerer seg selv om sykdommene sine. Tenk på disse appene som personlige assistenter som alltid er tilgjengelig og gir råd, påminnelser og informasjon i sanntid. Innen endokrinologi har disse teknologiske verktøyene tilført betydelig verdi, endret forholdet mellom pasient og behandler og gjort det lettere å håndtere endokrine sykdommer på egen hånd.

Parameterovervåking :
Dedikerte apper gjør det mulig for diabetespasienter å følge med på blodsukkernivået, registrere insulin- eller medisininntaket og overvåke kosthold og fysisk aktivitet. På samme måte kan apper hjelpe skjoldbruskkjertelpasienter med å registrere symptomer, medisindoser og testresultater.

Påminnelser om medisinering :
Etterlevelse av behandlingen er avgjørende for behandlingen av endokrine lidelser. Spesialdesignede applikasjoner kan sende påminnelser til pasientene om å ta medisinene sine i tide, noe som sikrer optimal behandlingseffekt.

Utdanning og informasjon :
Tilgang til pålitelig informasjon er en hjørnestein i egenbehandlingen. Applikasjoner kan tilby opplæringsmoduler, videoer, artikler og andre ressurser som hjelper pasientene med å forstå tilstanden sin og beste praksis for egenbehandling.

Kontakt med helsepersonell :

Noen applikasjoner har telemedisinske funksjoner som gjør det mulig for pasienter å konsultere endokrinologen eller et medisinsk team via chat, telefon eller video. Dette gjør det lettere å få tilgang til behandling, særlig for de som bor i avsidesliggende områder.

Samfunn og støtte :

Applikasjonene kan også tilby forum eller diskusjonsgrupper der pasienter kan dele erfaringer, stille spørsmål og få støtte fra andre i samme situasjon.

Integrasjon med andre systemer :

Med utviklingen av bærbar teknologi, som smartklokker eller kontinuerlige glukosemålere, kan applikasjoner synkroniseres med disse enhetene for å samle inn data i sanntid, noe som gir en fullstendig og umiddelbar oversikt over pasientens helsetilstand.

Pedagogiske spill for barn :

For unge pasienter, spesielt de med type 1-diabetes, er det utviklet edutainment-applikasjoner som lærer dem å håndtere sykdommen selv gjennom spill og interaktive aktiviteter.

I takt med at den medisinske verdenen utvikler seg i retning av en mer pasientsentrert tilnærming, posisjonerer mobilapplikasjoner seg som kraftfulle verktøy for å gi enkeltpersoner mulighet til å håndtere egen helse. De representerer skjæringspunktet mellom teknologi og omsorg, og lover en fremtid der informasjon, støtte og sykdomshåndtering bokstavelig talt er lett tilgjengelig.

Bruk av tilkoblede gjenstander (wearables) for sanntidsovervåking.

Vi står ved inngangen til en ny æra innen medisin, og oppkoblede gjenstander, ofte kalt "wearables", representerer en sammensmelting av teknologi og helsevesen, og forvandler det medisinske landskapet til et dynamisk overvåkningsbilde i sanntid. Forestill deg et armbånd eller en annen dings som ikke bare viser tiden eller teller skrittene dine, men som også overvåker vitale parametere og oppdager avvik før du merker det minste symptom. Dette er løftet om wearables innen endokrinologi og andre områder.

1. Glukoseovervåking :
Et av de mest revolusjonerende eksemplene innen endokrinologi er kontinuerlig glukosemåling (CGM). Disse apparatene, som bæres på hudoverflaten, måler glukosenivået i den interstitielle væsken i sanntid. For diabetikere betyr dette at de kan overvåke nivåene uten hyppige blodprøvetakinger, samtidig som de får varsler om forestående hyperglykemi eller hypoglykemi.

2. Styring av insulinbehandling :
Sammen med MCG kan insulinpumpene justeres i sanntid i henhold til glukosemålingene, noe som gir en mer presis og personlig tilpasset insulintilførsel.

3. Overvåking av fysisk aktivitet :
Oppkoblede klokker og treningsarmbånd måler fysisk aktivitet, puls, søvnkvalitet og andre parametere. Disse dataene kan hjelpe pasienter med endokrine lidelser med å justere sykdomsbehandlingen, særlig med tanke på **treningens innvirkning på stoffskiftet.**

4. Støtte til vekttap :
For pasienter med metabolske eller endokrine forstyrrelser som er forbundet med fedme, kan wearables spore kaloriinntak, trening og til og med søvnmønster, noe som

gir et helhetlig bilde av de faktorene som påvirker vektøkningen.

5. Stressovervåking :

Noen apparater kan måle fysiologiske markører for stress, for eksempel hjertefrekvensvariabilitet. Dette er spesielt nyttig for pasienter med hormonelle ubalanser som kan forverres av kronisk stress.

6. Påminnelser og varsler :

Integrert med helseapplikasjoner kan wearables minne pasientene på å ta medisinene sine, sjekke hormonnivået eller utføre andre oppgaver som er viktige for å håndtere **tilstanden.**

7. Lagring og deling av data :

Oppkoblede objekter kan lagre data over lang tid, slik at pasienter og helsepersonell kan undersøke trender, identifisere utløsende faktorer og tilpasse behandlingen deretter.

Løftene fra wearables er ubestridelige, men det er også viktig å navigere med forsiktighet for å sikre datasikkerhet, enhetens nøyaktighet og potensialet for informasjonsoverbelastning. I en verden der teknologi og helse blir stadig tettere sammenvevd, staker oppkoblede gjenstander ut kursen mot en fremtid der behandlingen av endokrine lidelser er proaktiv, persontilpasset og fullt informert.

Plattformene håndtering av pasientdata.

I dagens medisinske landskap spiller data en viktig rolle som grunnlag for en nøyaktig og pasientsentrert helsetjeneste av høy kvalitet. Plattformer for håndtering av pasientdata er som store digitale biblioteker som inneholder store mengder klinisk informasjon og gir helsepersonell umiddelbar og integrert tilgang til pasientens medisinske historie. I denne utforskningen dykker vi ned i verden av datahåndteringsplattformer og finner ut hvordan de former medisinens fremtid.

1. Elektronisk pasientjournal (EPJ) :
Kjernen i enhver datahåndteringsplattform er pasientjournalen. Dette er en komplett digital oversikt over pasientens sykehistorie, medisiner, allergier, laboratorieresultater, røntgenbilder og mye mer. EPJ gjør det ikke bare enklere å lagre og få tilgang til data, de gjør det også mulig å koordinere behandlingen mellom ulike spesialister eller institusjoner.

2. Pasientportaler :
Disse nettbaserte plattformene gir pasientene direkte tilgang til medisinsk informasjon, slik at de kan se resultater, bestille time, fornye resepter eller kommunisere direkte med legeteamet.

3. Plattformer for dataanalyse :
Noen plattformer lagrer ikke bare data, men bruker også avanserte algoritmer for å analysere og tolke informasjonen, identifisere trender, avvik eller til og med forutsi risikoer for pasienten, slik at helsepersonell kan ta informerte beslutninger.

4. Integrasjon mellom systemer :
For å sikre kontinuitet i behandlingen er det mange plattformer som muliggjør integrasjon mellom ulike systemer eller institusjoner, slik at pasientdataene er tilgjengelige uansett om pasienten behandles på en lokal klinikk eller et stort universitetssykehus.

5. Sikkerhet og konfidensialitet :
På grunn av det økende antallet dataangrep og bekymringer knyttet til personvern fokuserer datahåndteringsplattformer på sikkerhet ved hjelp av avanserte krypteringsprotokoller, tofaktorautentisering og andre tiltak for å beskytte sensitiv informasjon.

6. Interoperabilitet :
I en verden der teknologien utvikler seg raskt, er interoperabilitet - det vil si at systemene kan kommunisere

med hverandre - avgjørende. Moderne plattformer er utviklet for å være kompatible med en rekke verktøy, applikasjoner og enheter, fra pasientens glukosemåler til toppmoderne bildebehandling.

7. Kunstig intelligens og maskinlæring :
Noen plattformer bruker kunstig intelligens (AI) til å analysere dataene, og tilbyr potensielle diagnoser, behandlingsforslag eller identifiserer til og med pasienter med risiko for visse komplikasjoner.

I takt med at mengden medisinsk informasjon vokser eksponentielt, posisjonerer plattformene for pasientdatahåndtering seg som voktere av denne verdifulle ressursen. De omdanner store mengder data til informasjon som kan brukes til å ta kliniske beslutninger og skape en medisinsk æra der alle beslutninger er basert på en fullstendig og integrert forståelse av hver enkelt pasients unike historie.

Betydningen av cybersikkerhet innen helse.

I en sammenkoblet verden der teknologi er dypt integrert i nesten alle aspekter av dagliglivet vårt, er cybersikkerhet i helsevesenet blitt et viktig tema. Forestill deg et sykehus som en festning som ikke bare beskytter pasientene fysisk, men også deres dyrebare digitale data. Men i takt med at medisinen utvikler seg og tar i bruk ny teknologi, åpner den også for potensielle sårbarheter.

1. Beskyttelse av sensitive data :
Medisinske journaler inneholder et vell av sensitiv informasjon, alt fra sykehistorikk til økonomiske data. Et sikkerhetsbrudd kan sette disse dataene i fare, noe som kan få ødeleggende konsekvenser for pasientene. Et enkelt

datainnbrudd kan føre til identitetstyveri, svindel eller utpressing.

2. Integritet i medisinske systemer :
I tillegg til selve journalene er mange sykehus og klinikker utstyrt med tilkoblet medisinsk utstyr. Et brudd på sikkerheten til disse enhetene kan forstyrre driften eller til og med gjøre dem ubrukelige, noe som kan sette pasientenes liv i fare.

3. Kontinuitet i behandlingen :
Cyberangrep, som løsepengevirus, kan lamme helseinstitusjoners systemer og forsinke eller avbryte kritisk behandling, planlagte operasjoner eller tilgang til viktige medisiner.

4. Konfidensialitet :
Respekt for personvernet er en grunnleggende rettighet for pasienter. Et brudd på nettsikkerheten kan avsløre intime detaljer om pasientens liv og skape pinlige og til og med traumatiske situasjoner.

5. Overholdelse av regelverk:
Mange land har innført strenge regler for beskyttelse av helseopplysninger. Brudd på disse reglene kan føre til strenge straffer, betydelige bøter og tap av tillit hos pasienter og publikum.

6. Forskning og utvikling :
Medisinske data er avgjørende for forskning og utvikling. Et datainnbrudd kan kompromittere pågående studier, forsinke utviklingen av nye behandlinger eller legemidler og sette forskningssamarbeid i fare.

Betydningen av cybersikkerhet i helsevesenet er derfor ubestridelig. For hvert teknologisk fremskritt er det viktig å ha en tilsvarende sikkerhetsstrategi. Dette krever investeringer i sikker infrastruktur, regelmessig opplæring av ansatte og kontinuerlig overvåking av nye trusler.

I takt med at helsevesenet omfavner den digitale tidsalderen, bør cybersikkerhet ikke betraktes som en ettertanke, men som en integrert del av moderne medisin. Det er et skjold som beskytter dataintegritet, konfidensialitet og tilgjengelighet, og som sikrer at medisinsk teknologi forblir et helbredende verktøy, ikke en sårbarhet.

Kapittel 18

FOREBYGGING INNEN ENDOKRINOLOGI

Fremme en sunn livsstil.

Å fremme sunne livsstilsvaner er som en mild melodi som hele tiden minner oss om hvor viktig det er å ta vare på kropp, sinn og sjel. I en moderne verden der vi er beleiret av konstante krav, en hektisk livsstil og fristelser rundt hvert hjørne, er det desto viktigere å ta til orde for en tilbakevending til grunnleggende helse.

1. Et balansert kosthold :
Tenk på kroppen vår som en kompleks maskin som trenger riktig drivstoff for å fungere optimalt. Et kosthold rikt på frukt, grønnsaker, fullkorn, magre proteiner og essensielle fettsyrer er avgjørende. Å unngå raffinert sukker, mettet fett og ultraprosessert mat er like viktig for å opprettholde en indre balanse.

2. Regelmessig fysisk aktivitet :
Som en rytmisk dans er fysisk aktivitet kroppens måte å uttrykke energi, styrke motstandskraften og harmonisere funksjonene på. Uansett om det dreier seg om gåing, løping, svømming, yoga eller en hvilken som helst annen sport, er bevegelse nøkkelen til optimal helse.

3. Hvile og søvn :
Som den beroligende roen i en stjerneklar natt gir søvnen oss en sjanse til å regenerere, helbrede og drømme. Kvalitetssøvn styrker immunforsvaret, forbedrer humøret og gir økt energi.

4. Stressmestring :
Som en fredelig hage midt i en travel by kan teknikker som meditasjon, mindfulness og dyp avspenning hjelpe oss med å navigere i livets stormer, finne vårt sentrum og balansere følelsene våre.

5. Sunne relasjoner :
Mennesket er av natur et sosialt vesen. Å dyrke positive relasjoner, dype vennskap og sterke familiebånd er avgjørende for vårt emosjonelle og psykologiske velvære.

6. Unngå skadelige stoffer :
På samme måte som en renset elv er bedre enn forurenset vann, beskytter det å unngå eller begrense forbruket av alkohol, tobakk og andre rusmidler kroppen vår mot potensielt irreversible skader.

7. Etter- og videreutdanning :
Hjernen, som er nysgjerrig og sulten på kunnskap, trives med kontinuerlig læring. Enten det dreier seg om å lese, gå på forelesninger eller lære en ny kunstart, styrker det vår kognitive helse å gi hjernen næring.

8. Regelmessige legekontroller :
På samme måte som en arkitekt som inspiserer en bygnings integritet, kan medisinske kontroller oppdage avvik før de blir problematiske, noe som sikrer tidlig intervensjon og bedre håndtering.

Å fremme sunne livsstilsvaner er mye mer enn bare en liste med anbefalinger. Det er en filosofi, en invitasjon til å respektere, verdsette og feire kropp og sinn, og til å dyrke daglige ritualer som løfter, nærer og forvandler oss.

Vaksinasjon og forebygging endokrine sykdommer.

Vaksinasjon er et av de mest effektive medisinske tiltakene for å forebygge smittsomme sykdommer. Selv om endokrine sykdommer i utgangspunktet ikke er infeksjonssykdommer og derfor ikke kan "forebygges" ved vaksinasjon i tradisjonell forstand, kan visse infeksjoner påvirke det endokrine systemet eller utløse endokrine forstyrrelser. La oss se på dette i en større forebyggende sammenheng.

1. Vaksinasjon og direkte forebygging av endokrine lidelser:

Kusmavirus: Selv om kusma hovedsakelig er forbundet med betennelse i spyttkjertlene, kan det også føre til orkitt (betennelse i testiklene) som i sjeldne tilfeller kan føre til testikelsvikt.

Rubellavirus: Hvis en kvinne blir smittet med rubella under svangerskapet, kan dette påvirke fosterets utvikling, inkludert det endokrine systemet.

2. Forebygging av tilstander som kan sameksistere med endokrine sykdommer :

Personer med diabetes har økt risiko for komplikasjoner hvis de får visse infeksjonssykdommer. Vaksinasjon mot influensa, lungebetennelse og hepatitt B anbefales derfor ofte til diabetikere for å forebygge disse infeksjonene og potensielle komplikasjoner.

3. Forebygging av endokrine autoimmune sykdommer :

Selv om den eksakte årsaken til de fleste endokrine autoimmune sykdommer ennå ikke er helt klarlagt, vet man at infeksjoner kan utløse autoimmune reaksjoner hos enkelte individer. Forebygging av infeksjoner gjennom vaksinasjon kan derfor redusere risikoen for å utvikle autoimmune sykdommer, inkludert sykdommer som påvirker det endokrine systemet, slik som Hashimotos tyreoiditt.

4. Langtidsvirkninger av infeksjoner :

Enkelte infeksjoner kan ha langsiktige konsekvenser for hormonsystemet. Noen studier tyder for eksempel på at virusinfeksjoner under svangerskapet kan øke risikoen for type 1-diabetes hos barnet. Selv om forskningen fortsatt pågår, understreker dette viktigheten av vaksinasjon og infeksjonsforebygging i denne viktige perioden.

Det er også viktig å merke seg at legemidler som brukes til å behandle visse infeksjoner, kan interagere med det endokrine systemet eller med legemidler som brukes til å behandle endokrine lidelser. I slike tilfeller kan forebygging av infeksjoner gjennom vaksinasjon også bidra til å forhindre uønskede komplikasjoner eller legemiddelinteraksjoner.

Selv om vaksinasjon ikke er direkte rettet mot å forebygge endokrine sykdommer, spiller vaksinasjon en viktig rolle i forebyggingen av infeksjoner som kan påvirke det endokrine systemet eller påvirke personer med endokrine sykdommer. Som med alle medisinske beslutninger er det viktig å rådføre seg med helsepersonell for å få anbefalinger som er spesifikke for hver enkelt person.

Den forebyggende sykepleierens pedagogiske rolle.

Sykepleiere, som befinner seg i skjæringspunktet mellom medisinsk behandling og pasientens velvære, spiller en nøkkelrolle når det gjelder å forebygge sykdom og fremme en sunn livsstil. Sykepleiernes pedagogiske rolle er ikke bare begrenset til å formidle informasjon, men omfatter også støtte, råd og veiledning for å hjelpe pasientene med å innføre og opprettholde en gunstig helseatferd.

1. Opplysning om sykdommen :
Sykepleieren gir detaljert informasjon om medisinske tilstander, årsaker, symptomer, behandlinger og potensielle komplikasjoner. For en diabetespasient vil sykepleieren for eksempel forklare hva diabetes er, hvordan blodsukkernivået varierer og hvor viktig det er å følge med.

2. Ferdigheter i selvledelse :
Sykepleieren lærer pasientene hvordan de skal håndtere sykdommen i hverdagen, for eksempel hvordan de selv kan kontrollere blodtrykket, injisere insulin eller gjenkjenne tegnene på et astmaanfall.

3. Råd om livsstil :
Dette omfatter råd om ernæring, mosjon, søvn og stressmestring. For eksempel å gi råd til en overvektig pasient om viktigheten av et balansert kosthold og regelmessig fysisk aktivitet.

4. Forebygging av komplikasjoner :
For pasienter med kroniske sykdommer vil sykepleieren fokusere på å forebygge komplikasjoner. Dette kan omfatte viktigheten av å ta regelmessige medisiner eller følge et bestemt kosthold.

5. Ressurser og veiledning :
Sykepleiere kan henvise pasienter til andre ressurser, for eksempel støttegrupper, dietister eller terapeuter.

6. Vaksinasjoner og profylakse :
Opplys pasientene om viktigheten av vaksiner for å forebygge sykdom, eller profylaktiske tiltak for spesifikke situasjoner, for eksempel forebygging av malaria ved reiser til høyrisikoområder.

7. Sikkerhet og ulykkesforebygging :
Det kan dreie seg om alt fra å forebygge fall hos eldre til å informere om sikkerheten ved legemidler for å unngå utilsiktede overdoser.

8. Fremme sunn atferd :
I tillegg til å håndtere sykdommen fremmer sykepleierne også sunn atferd, for eksempel røykeslutt, moderat alkoholforbruk og regelmessig mosjon.

9. Opplæring i reproduktiv helse:
Informasjon om prevensjon, helse under graviditet, forebygging av kjønnssykdommer og screeningtester som mammografi.

10. Emosjonell og psykologisk støtte :
Gjenkjenne tegn på emosjonelle eller psykologiske problemer og tilby støtte, ressurser eller passende veiledning.

Sykepleiernes pedagogiske rolle ligger i deres evne til å tilpasse intervensjonene til hver enkelt pasient og ta hensyn til deres individuelle kontekst, kultur, utdanningsnivå og spesifikke behov. Denne rollen går lenger enn bare å formidle informasjon, og blir til et ekte partnerskap med pasienten i hans eller hennes reise gjennom helsevesenet.

Samarbeid med annet helsepersonell om forebygging.

Sykdomsforebygging og helsefremmende arbeid er oppgaver som går på tvers av profesjonsgrensene i den medisinske verden. Tverrprofesjonelt samarbeid er avgjørende for at vi skal kunne tilby helhetlig og omfattende behandling til pasientene. La oss se for oss dette samarbeidet som en symfoni der hver enkelt fagperson spiller på sitt eget instrument, men der alle jobber sammen for å skape en harmonisk melodi.

1. Allmennleger og spesialister :
De stiller ofte den første diagnosen og utarbeider en behandlingsplan. De spiller også en sentral rolle i koordineringen av behandlingen og henviser pasienter til andre spesialister eller terapeuter ved behov.

2. Farmasøyter :
De gir pasientene råd om riktig bruk av legemidler, interaksjoner, bivirkninger og viktigheten av å følge behandlingen. Farmasøyter kan også tilby helseundersøkelser og vaksinasjoner.

3. Dietister/ernæringsfysiologer :
Disse ekspertene gir råd om mat og ernæring og hjelper pasienter med å håndtere kostholdsrelaterte sykdommer, gå ned i vekt eller legge om kostholdet.

4. Fysioterapeuter :
De jobber med fysisk rehabilitering og hjelper pasienter med å komme seg etter en operasjon eller skade, eller med å håndtere kroniske lidelser som leddgikt.

5. Psykologer/psykiatere :
Psykisk helse er nært knyttet til fysisk helse. Disse fagpersonene hjelper pasienter med å håndtere stress, depresjon, angst eller andre emosjonelle eller mentale problemer.

6. Helsesøstre :
De spiller en nøkkelrolle i forebygging, helsefremmende arbeid og utdanning. De kan organisere vaksinasjonskampanjer, screeningtester eller undervisningsseminarer.

7. Sosialarbeidere :
De støtter pasientene på ikke-medisinske områder, for eksempel når det gjelder tilgang til behandling, løsning av sosioøkonomiske problemer eller kontakt med andre kommunale tjenester.

8. Helsepedagoger :
Disse spesialistene fokuserer på forebygging og opplæring, og tilbyr informasjon og ressurser om temaer som seksuell helse, røykeforebygging og håndtering av kroniske sykdommer.

9. Fagpersoner innen fysisk aktivitet :
De kan for eksempel være kinesiologer eller idrettstrenere, som hjelper pasienter med å adoptere og opprettholde en

aktiv livsstil og tilpasser treningsprogrammene til individuelle behov.

10. Logopeder og audiografer :
De arbeider henholdsvis med tale- og hørselsforstyrrelser og spiller en nøkkelrolle i forebygging, screening og behandling av disse problemene.

Samarbeidet mellom disse ulike fagpersonene muliggjør en flerdimensjonal tilnærming til forebygging og behandling som sikrer at alle aspekter av pasientens helse blir tatt i betraktning. Som brikkene i et komplekst puslespill bidrar hver enkelt fagperson med sin egen ekspertise, men det er deres felles arbeid som gir et fullstendig og helhetlig bilde av helse og velvære.

Kapittel 19

ENDOKRINOLOGI OG KIRURGI

Forberedelse av pasienten for kirurgiske inngrep.

Å forberede en pasient på en operasjon er som å sette opp et teaterstykke. Det er viktig å sørge for at alle elementer er på plass for å sikre at forestillingen går knirkefritt. Disse forberedelsene omfatter fysiologiske, emosjonelle og logistiske aspekter, alt med sikte på å minimere risikoen og optimalisere de postoperative resultatene.

1. Medisinsk vurdering :
Før en operasjon gjennomgår pasientene en fullstendig vurdering for å avgjøre om de er egnet for inngrepet. Dette kan omfatte blodprøver, røntgenbilder eller andre tester for å vurdere den generelle helsetilstanden og identifisere eventuelle kontraindikasjoner eller risikoer.

2. Informasjon om prosedyren :
Det er viktig at pasienten forstår hva operasjonen går ut på, hvilke fordeler og risikoer den innebærer, og hva han eller hun kan forvente under og etter operasjonen. En åpen diskusjon mellom kirurgen og pasienten er avgjørende for å opplyse pasienten og få hans eller hennes informerte samtykke.

3. Fysisk forberedelse :
Faste: Pasientene får ofte beskjed om ikke å spise eller drikke noe på flere timer før operasjonen for å unngå komplikasjoner fra bedøvelsen.

Hygiene: Det kan anbefales å dusje med antiseptisk såpe dagen før og på operasjonsdagen for å minimere infeksjonsrisikoen.

Medisinering: Det kan være nødvendig å stoppe eller justere visse medisiner før inngrepet, inkludert antikoagulantia eller visse kosttilskudd.

4. Følelsesmessig forberedelse :
Ved angst eller frykt kan man tilby informasjonsmøter,
støttegrupper eller til og med avslapningsteknikker for å
hjelpe pasienten med å forberede seg mentalt.

5. Logistikk :
  - **Ankomst til sykehuset**: Pasientene må ofte
    ankomme flere timer før operasjonen for å forberede
    seg til den.
  - **Personlige eiendeler**: Det anbefales generelt å la
    verdisaker bli igjen hjemme og bare ta med det aller
    nødvendigste.
  - **Forberedelser etter operasjonen**: Dette kan omfatte
    organisering av hjemtransport, etablering av et
    støttesystem i hjemmet eller forberedelser til et
    opphold på en postoperativ avdeling.

6. Forberedelse av operasjonsstedet :
Operasjonsstedet kan kreve spesielle forberedelser, for
eksempel barbering av håret eller merking av området.

7. Diskusjoner med anestesilegen :
Anestesilegen møter vanligvis pasienten før operasjonen
for å diskutere anestesialternativene, vurdere risikoen og
svare på eventuelle spørsmål.

8. Samtykke :
Etter å ha blitt grundig informert, signerer pasientene et
samtykkeskjema der de bekrefter at de godtar inngrepet.

Å forberede pasienten til operasjonen er et avgjørende
skritt som ikke bare sikrer pasientens sikkerhet og velvære,
men også at operasjonen blir vellykket. Akkurat som et
orkester som forbereder seg til å spille, er hver eneste
detalj viktig for å sikre at operasjonssymfonien går
knirkefritt.

Postoperativ behandling
i endokrinologi.

Postoperativ behandling innen endokrinologi er avgjørende for å sikre en vellykket rekonvalesens og unngå komplikasjoner etter operasjonen. Tenk på det som en delikat dans mellom medisinsk behandling og pasientstøtte, der hvert trinn er avgjørende for at pasienten skal komme seg trygt.

1. Overvåking av vitale tegn :
Etter en operasjon er det viktig å overvåke pasientens blodtrykk, hjertefrekvens, temperatur og respirasjonsfrekvens regelmessig for å avdekke eventuelle unormale tegn.

2. Overvåking av hormonnivåer :
Innen endokrinologi er det viktig å overvåke hormonnivåene, spesielt hvis operasjonen involverer kjertler som skjoldbruskkjertelen, biskjoldbruskkjertelen eller binyrene. Hormonelle ubalanser kan kreve umiddelbar medisinsk behandling.

3. Smertebehandling :
Smerter er et vanlig problem etter operasjonen. Smertestillende medisiner vil bli foreskrevet, og det er viktig å sikre at pasienten får tilstrekkelig smertestillende behandling uten uønskede bivirkninger.

4. Overvåking av operasjonssåret :
Inspiser såret regelmessig for tegn på infeksjon, blødning eller andre komplikasjoner. Det er også viktig å gi pasienten råd om hvordan såret skal pleies hjemme.

5. Rehabilitering og fysioterapi :
I noen tilfeller kan det anbefales øvelser eller fysioterapi for å fremme funksjonell restitusjon.

6. Ernæringsmessig overvåking :
Avhengig av operasjonen kan det være nødvendig med spesifikke ernæringsanbefalinger, spesielt hvis operasjonen påvirker pasientens evne til å spise normalt.

7. Pasientopplæring :
Det er viktig å informere pasienten om den postoperative behandlingen, hvilke tegn på komplikasjoner man må være oppmerksom på, og hvilke stadier i rekonvalesensen man skal gjennom. Dette kan også omfatte informasjon om medisinering, hormonjusteringer og oppfølgingsavtaler.

8. Emosjonell og psykologisk støtte :
En operasjon kan ha en følelsesmessig innvirkning på pasienten. Ved å tilby støtte, ressurser og om nødvendig henvisning til psykisk helsepersonell kan man hjelpe pasienten med å håndtere dette stresset.

9. Planlegging av oppfølgingsavtaler :
Postoperative besøk er viktige for å overvåke rekonvalesensen, justere medisinering eller behandling og ta opp eventuelle bekymringer pasienten måtte ha.

10. Langsiktig vurdering :
Innenfor endokrinologi kan konsekvensene av en operasjon kreve langvarig overvåking av hormonnivåer og kjertelfunksjoner.
Postoperativ behandling innen endokrinologi er et samspill mellom medisinsk vitenskap, pleiekunst og medmenneskelighet. Hver pasient er unik, og behandlingen må skreddersys etter pasientens spesifikke behov for å sikre ikke bare fysisk restitusjon, men også følelsesmessig og psykisk velvære.

Samarbeid med det kirurgiske teamet.

Å jobbe med operasjonsteamet er som en velregissert koreografi, der hvert medlem kjenner sin rolle, beveger seg med presisjon og utfyller de andres bevegelser. Alle, fra kirurgen til sykepleieren og anestesilegen, spiller sin rolle.
Det kirurgiske teamet består av mer enn bare kirurgen, selv om han eller hun ofte står i sentrum. Kirurgen er arkitekten bak operasjonen, med visjoner og ferdigheter til å utføre det som ofte er vanskelige inngrep. Men uten det tette samarbeidet med de andre medlemmene i teamet ville arbeidet vært langt mer komplekst.

Anestesilegen er for eksempel pasientens vokter under operasjonen, sørger for at pasienten er både smertefri og trygg, overvåker konstant vitale tegn og justerer medisineringen for å sikre en stabil bedøvelse.

Operasjonssykepleiere har inngående kunnskap om kirurgiske instrumenter og prosedyrer, og de forutser kirurgens behov, gir ham eller henne de riktige verktøyene til rett tid og sørger for at operasjonsfeltet forblir sterilt. De er bindeleddet mellom kirurgen, utstyret og pasienten, og sørger for at operasjonen går knirkefritt.

Så har vi teknikerne og assistentene, som har en minst like viktig rolle, selv om de er mindre synlige. De forbereder operasjonssalen, sørger for at alt utstyret er klart og fungerer, og hjelper ofte til under inngrepet.
Når operasjonen er over, er det oppvåkningssykepleiernes tur til å ta over, overvåke pasienten etter hvert som han eller hun våkner fra narkosen, sørge for en myk overgang fra bevisstløshet til full bevissthet og ivareta pasientens komfort og sikkerhet.

Samarbeidet med det kirurgiske teamet er en demonstrasjon av kraften i synergi. Når alle jobber i harmoni, med tydelig kommunikasjon og felles mål, er pasienten sikret best mulig behandling. Og selv om hvert medlem av teamet har sin egen dans å utføre, er det den kollektive bevegelsen, denne harmoniske, sammenhengende dansen, som skaper magien i moderne medisin.

Rehabilitering og normalisering.

Rehabilitering og tilbakevending til det normale etter en operasjon eller sykdom er en viktig del av helbredelsesprosessen, omtrent som siste akt i et teaterstykke, der hovedpersonen finner sin vei til forløsning og fornyelse. Det handler ikke bare om fysisk helbredelse, men også om mental og emosjonell tilpasning for å finne tilbake til sin tidligere livsrytme.

Rehabiliteringsprosessen begynner så snart du forlater sykesengen. For noen handler det om å gjenvinne styrken til å gå etter en lang periode med immobilisering, mens det for andre kan dreie seg om mer dyptgående opptrening for å gjenvinne motoriske eller kognitive funksjoner. Fysioterapeuter, ergoterapeuter og andre fagpersoner kan bli tilkalt for å veilede pasientene gjennom spesifikke øvelser og behandlinger som er skreddersydd for deres behov.

Prosessen med å vende tilbake til det normale stopper imidlertid ikke med fysisk tilfriskning. Ofte kan en periode med funksjonshemming eller sykdom føre til følelser av sårbarhet, frustrasjon eller tristhet. Det er derfor viktig å ta tak i disse emosjonelle aspektene også. Samtaler med psykologer, støttegrupper eller rådgivere kan hjelpe pasienter med å håndtere disse følelsene og gjenvinne selvtilliten.

Å vende tilbake til hverdagen kan også kreve en periode med tilpasning. Å gå tilbake til jobb, ta seg av husarbeid, ta vare på familien eller rett og slett komme tilbake til det sosiale livet er alle utfordringer som kan virke overveldende i begynnelsen. Det kan være nyttig for pasienten å gradvis gjenoppta disse aktivitetene, sette seg oppnåelige mål og feire hver lille seier.

Pårørende spiller også en avgjørende rolle i rehabiliteringen og tilbakevendingen til det normale. Deres støtte, tålmodighet og oppmuntring kan gjøre mye for å lette pasientens overgang. Det kan være alt fra å lytte til pasienten til å hjelpe til med daglige aktiviteter eller delta i familieterapi.

Til slutt er tilbakevendingen til det normale også en periode med forebygging. Pasientene kan oppfordres til å legge om til en sunnere livsstil, gå til regelmessige legekontroller eller ta medisiner for å forebygge tilbakefall av sykdommen eller andre komplikasjoner.

Rehabilitering og tilbakevending til det normale er en reise som er like mye fysisk som emosjonell. Som avslutningen på en historie er det en periode med forløsning, læring og håp, der pasientene finner sin plass i verden igjen, styrket av prøvelsene de har vært gjennom og med støtte fra menneskene rundt seg.

Kapittel 20

ENDOKRINOLOGI OG ANDRE MEDISINSKE SPESIALITETER

Samarbeid med kardiologi.

Samarbeidet mellom endokrinologi og kardiologi er som en allianse mellom to virtuoser som er eksperter på hvert sitt felt, men som jobber i harmoni for å tolke en kompleks melodi: pasientens generelle helse. Selv om disse to medisinske fagområdene er forskjellige, krysser de ofte hverandre, ettersom hormonelle ubalanser kan ha konsekvenser for hjertet og omvendt.

Forestill deg menneskekroppen som et nett vevd av gjensidig avhengige relasjoner. Hjertet, den kraftige pumpen, påvirkes av mange faktorer, inkludert hormoner som produseres i ulike deler av kroppen. Omvendt kan funksjonen til de endokrine organene påvirkes direkte av hjerte- og karsystemets helse.

1. Diabetes og hjertesykdom :
Et av de mest åpenbare eksemplene på dette samarbeidet er sammenhengen mellom diabetes og hjertesykdom. Diabetespasienter har økt risiko for å utvikle hjerte- og karsykdommer. Derfor kan felles oppfølging av endokrinologer og kardiologer optimalisere behandlingen og forebygge komplikasjoner.

2. Skjoldbruskkjertel og hjertefunksjon :
Forstyrrelser i skjoldbruskkjertelen, for eksempel hypertyreose, kan føre til arytmier eller andre hjerteproblemer. Tett samarbeid mellom de to spesialistene garanterer omfattende behandling og nøyaktig risikovurdering.

3. Hormoner og høyt blodtrykk :
Tilstander som Cushings syndrom eller en feokromocytomsvulst kan føre til høyt blodtrykk. Kardiologen har en viktig rolle når det gjelder å overvåke og behandle blodtrykket, samtidig som han eller hun

samarbeider med endokrinologen om å behandle den underliggende årsaken.

4. Legemidler og interaksjoner :
Noen endokrine legemidler kan ha hjertebivirkninger, og hjertemedisiner kan påvirke den endokrine funksjonen. Åpen kommunikasjon mellom spesialister er derfor avgjørende for å balansere behandlingen.

5. Søk og avansert :
De to disiplinene samarbeider også om forskning, for eksempel om å studere sammenhengen mellom hormoner og hjertesykdom, eller om å utforske nye behandlinger for vanlige sykdommer.

6. Pasientopplæring :
Ved å gi pasientene en helhetlig opplæring i samspillet mellom hjerte- og hormonsystemene styrker vi deres engasjement i egen helse og gjør dem i stand til å ta sunnere livsstilsvalg.

Samarbeidet mellom endokrinologi og kardiologi er en delikat dans, en medisinsk symbiose. Sammen sørger disse fagområdene for at hjertet og hormonene, selv om de følger hver sin rytme, spiller en harmonisk melodi for pasientens generelle velvære.

Samspill med nefrologi.

Samspillet mellom endokrinologi og nefrologi er en viktig allianse, som to musikere som spiller duett og utfyller og beriker hverandres melodier. Nyrene, som er de sentrale organene i nefrologien, spiller en avgjørende rolle i mange kroppsfunksjoner, inkludert væskebalanse, filtrering av avfallsstoffer og regulering av ulike hormoner. Disse funksjonene gjør at nyrene er nært involvert i mange aspekter av endokrinologien.

1. Diabetes og nyresykdom :

Diabetes er en av hovedårsakene til nyresvikt. Nyrene kan skades av for mye sukker i blodet, noe som fører til diabetisk nefropati. I denne sammenhengen jobber endokrinologer og nefrologer ofte hånd i hånd for å overvåke og behandle pasientene.

2. Hypertensjon og nyrene :

Hypertensjon kan både være en årsak til og en konsekvens av nyresykdom. Hormoner som aldosteron, som reguleres av binyrene (en del av endokrinologien), spiller en nøkkelrolle **i nyrenes regulering av blodtrykket.**

3. Forstyrrelser i biskjoldbruskkjertlene :

Biskjoldbruskkjertlene, som regulerer kalsium i blodet, har et nært samspill med nyrene. Forstyrrelser som hyperparatyreoidisme kan ha konsekvenser for nyrefunksjonen, noe som krever et tett samarbeid mellom endokrinologer og nefrologer.

4. Legemidler og nyrer :

Mange legemidler som brukes innen endokrinologi, metaboliseres eller utskilles via nyrene. Nefrologen spiller derfor en avgjørende rolle i doseringen og overvåkningen av disse legemidlene hos pasienter med nedsatt nyrefunksjon.

5. Felles forskning :

Samspillet mellom det endokrine systemet og nyresystemet gir mange muligheter for forskning. Felles studier kan føre til en bedre forståelse av sykdommer og nye behandlingsstrategier.

6. Utdanning og forebygging :

På grunn av den nære sammenhengen mellom hormonelle ubalanser og nyresykdom er det viktig å informere pasientene om forebygging. Ved å forstå hvordan sukker, blodtrykk og elektrolyttforstyrrelser kan påvirke nyrene, er pasientene bedre rustet til å håndtere helsen sin.

Samarbeidet mellom endokrinologi og nefrologi er et perfekt eksempel på hvordan medisinen henger sammen. Som i et orkester bidrar hver del til den totale symfonien, selv om de spiller sine egne toner. Ved å samarbeide kan disse to spesialitetene tilby optimal behandling og en harmonisk melodi for pasientenes helse.

Forholdet til gynekologi og andrologi.

Endokrinologi, gynekologi og andrologi utgjør et medisinsk triptykon som er tett sammenvevd rundt mysteriene og underverkene i menneskets endokrine system. Som bølger på et hav former og påvirker hormoner landskapet rundt reproduksjon og seksuell helse, noe som gjør samarbeidet mellom disse spesialitetene ikke bare logisk, men helt nødvendig.

1. Reproduksjon og fruktbarhet :
Infertilitet, både hos menn og kvinner, er ofte et resultat av hormonell ubalanse. Enten det dreier seg om eggløsningsforstyrrelser hos kvinner eller problemer med sædproduksjonen hos menn, spiller endokrinologer en nøkkelrolle i diagnostisering, forståelse og behandling av disse lidelsene, i nært samarbeid med gynekologer og androloger.

2. Polycystisk ovariesyndrom (PCOS) :
Denne endokrine lidelsen, som er vanlig hos kvinner i fruktbar alder, gir en rekke ulike symptomer, fra menstruasjonsforstyrrelser til infertilitet. Et samarbeid mellom endokrinolog og gynekolog er avgjørende for en helhetlig behandling.

3. Kjønnsskifte :
Transpersoner kan ha behov for hormonelle intervensjoner som en del av overgangen. I denne delikate prosessen

samarbeider endokrinologen med spesialister i gynekologi og andrologi for å sikre en smidig og trygg overgang.

4. Overgangsalder og andropause :
Disse naturlige livsfasene, som preges av hormonelle endringer, håndteres i fellesskap av endokrinologer og gynekologer for kvinner og av endokrinologer og androloger for menn, noe som garanterer passende og omfattende støtte.

5. Kjertelsvulster og -sykdommer :
Noen sykdommer i reproduksjonskjertlene, for eksempel svulster i eggstokkene eller testiklene, kan være hormonelt betinget. I disse tilfellene er samarbeid mellom de ulike spesialitetene avgjørende for nøyaktig diagnose og optimal behandling.

6. Hormonell prevensjon :
Sammen med gynekologen er endokrinologen ofte involvert i valg og oppfølging av hormonelle prevensjonsmetoder for å sikre en optimal balanse for kvinnens helse.

7. Seksuelle forstyrrelser :
Endokrinologer er ofte involvert i behandling av libidoforstyrrelser og andre seksuelle dysfunksjoner, og samarbeider tett med gynekologer og androloger for å gi pasientene en helhetlig behandling.

Det fine med medisinen ligger i dens evne til å gå på tvers av spesialiteter, til å etablere forbindelser mellom tilsynelatende forskjellige fagområder og tilby helhetlig behandling. Samspillet mellom endokrinologi, gynekologi og andrologi er en harmonisk dans mellom spesialister som alle bidrar med sin egen ekspertise, men som alle jobber sammen for pasientens beste.

Grensesnitt mot psykiatrien og psykologi.

Grensesnittet mellom endokrinologi og fagområdene psykiatri og psykologi er et fascinerende møte mellom kropp og sinn. Som tonene i en kompleks melodi påvirker hormonene humøret, følelsene og kognisjonen vår, mens tankene, følelsene og opplevelsene våre i sin tur kan påvirke hormonbalansen. Dette gjensidige samspillet avslører den dype sammenvevingen mellom fysiologi og psyke.

1. Effekten av hormonelle ubalanser på humøret:
Tilstander som hypotyreose eller hypertyreose kan føre til symptomer som depresjon eller angst. I slike tilfeller er en kombinert tilnærming mellom endokrinologen og psykiateren eller psykologen avgjørende for en helhetlig behandling.

2. Stress og det endokrine systemet :
Stressresponsen styres av hormoner, særlig kortisol. Kronisk stress kan forstyrre hormonbalansen, og omvendt. Ved å samarbeide kan spesialister bedre forstå og håndtere dette dynamiske forholdet.

3. Spiseforstyrrelser :
Sykdommer som anoreksi og bulimi har både psykologiske og endokrine komponenter. Samarbeidet mellom endokrinolog og psykiater kan være en viktig støtte for disse pasientene.

4. Infertilitet og følelsesmessig velvære :
Infertilitet kan ha stor innvirkning på det følelsesmessige velværet til en person eller et par. Ved siden av hormonbehandling kan psykologisk støtte være avgjørende for å hjelpe pasientene med å håndtere stress, frustrasjon og sorg.

5. Kjønnsskifte :
I tillegg til det hormonelle aspektet ved overgangen kan transpersoner ha behov for psykologisk støtte for å håndtere de sosiale, emosjonelle og mentale utfordringene i forbindelse med overgangen.

6. Kroniske endokrine sykdommer :
Det kan være psykisk utfordrende å leve med en kronisk sykdom som diabetes. Samarbeid med psykisk helsepersonell kan hjelpe pasienter med å håndtere de emosjonelle og atferdsmessige aspektene ved sykdommen.

7. Nevropsykiatriske syndromer :
Noen syndromer, som Cushings syndrom, har både endokrine og nevropsykiatriske manifestasjoner. Felles behandling sikrer bedre forståelse og helhetlig intervensjon.

Samspillet mellom endokrinologi, psykiatri og psykologi er en åpenbaring av den gjensidige avhengigheten mellom kropp og sinn. Det er en delikat dans der fysiologi og psyke møtes, og der gjensidig respekt og samarbeid mellom spesialister er avgjørende for å kunne tilby helhetlig behandling som virkelig setter pasienten i sentrum.

Kapittel 21

HÅNDTERING AV VANSKELIGE OG KONFLIKTFYLTE SITUASJONER

Håndtering av konflikter
med pasienter og deres familier.

Å navigere i medisinens til tider turbulente farvann krever ikke bare klinisk ekspertise, men også evne til kommunikasjon og empati. Konflikter med pasienter og pårørende kan oppstå av mange ulike årsaker, fra uenighet om behandling til frustrasjon over helsevesenet og følelser som forsterkes av sykdom. Håndtering av slike situasjoner er en kunst i seg selv, en vanskelig balansegang mellom validering av følelser, mekling og ivaretakelse av medisinsk etikk.

1. Aktiv lytting :
Hver pasients historie er unik, og alle følelser er gyldige. Å lytte aktivt, uten å avbryte eller dømme, kan ofte avdramatisere en anspent situasjon. Å lytte til og anerkjenne pasientens eller familiens bekymringer er første skritt på veien mot å finne en felles plattform.

2. Transparent kommunikasjon :
De fleste konflikter oppstår på grunn av misforståelser eller uklarheter. Åpen, ærlig og tydelig kommunikasjon, der man forklarer årsakene til medisinske beslutninger og avklarer uklarheter, kan redusere spenninger.

3. Empati :
Det er viktig å anerkjenne og validere pasientens eller familiens følelser. Noen ganger kan et enkelt "jeg forstår at dette er vanskelig for deg" utgjøre en stor forskjell.

4. Forhandlinger :
Noen ganger er det nødvendig å finne et akseptabelt kompromiss. Dette kan innebære å diskutere ulike behandlingsalternativer, utforske alternativer eller vurdere å innhente en ny vurdering.

5. Involvering av mellommenn :
I spesielt anspente situasjoner kan det å involvere meklere som sosialarbeidere, rådgivere eller pasientrådgivere bidra til å lette kommunikasjonen og finne løsninger.

6. Utdanning :
Uvitenhet eller mangel på kunnskap kan skape frykt og konflikter. Relevant informasjon i form av brosjyrer, videoer eller undervisning kan hjelpe pasienter og pårørende til å forstå situasjonen bedre.

7. Selvrefleksjon :
Det er viktig at helsepersonell reflekterer over sin egen atferd og kommunikasjon. Bidro språket, tonen eller handlingene mine til konflikten? Hvordan kan jeg forbedre meg?

8. Etablere klare grenser :
Samtidig som empati og forståelse er viktig, er det også avgjørende å opprettholde en viss faglig autoritet og sette klare grenser, spesielt hvis pasientens eller familiens oppførsel blir krenkende.

9. Støtte blant kolleger :
Å diskutere vanskelige situasjoner med kolleger kan gi et annet perspektiv, råd eller rett og slett emosjonell støtte.

Medisin er mer enn en vitenskap; det er en menneskelig kunst som involverer komplekse relasjoner, følelser og dynamikk. Håndtering av konflikter med pasienter og pårørende krever derfor en nyansert tilnærming som kombinerer kliniske ferdigheter, kommunikasjon, empati og robusthet.

Samarbeid i et til tider anspent miljø.

Å jobbe i helsesektoren kan ofte sammenlignes med å gå på line. Situasjoner med høyt press, hastverk, frykt, usikkerhet og sterke følelser er en del av hverdagen. I slike anspente miljøer er effektivt samarbeid både en utfordring og en nødvendighet. Men i likhet med instrumentene i et orkester som finner harmoni selv midt i en stormfull symfoni, kan helsepersonell samarbeide for å levere eksepsjonell omsorg.

1. Tydelig kommunikasjon :
I en anspent situasjon teller hvert sekund. Kortfattet, tydelig og direkte kommunikasjon er avgjørende for effektiv koordinering.

2. Gjensidig tillit :
Tillit er hjørnesteinen i ethvert samarbeid. Hvert enkelt teammedlem må ha tillit til de andres kompetanse og dømmekraft, i visshet om at alle beslutninger tas til pasientens beste.

3. Forståelse av roller :
Hvert enkelt helsepersonell har en unik rolle. Ved å forstå hver enkelt persons ansvarsområder og kompetanse kan man oppnå et smidigere samarbeid og unngå overlapping og forglemmelser.

4. Emosjonell regulering :
Det er viktig å lære seg å håndtere følelsene sine og forbli rolig og konsentrert, selv i de mest stressende situasjoner. Dette forbedrer ikke bare beslutningstakingen, men skaper også en følelse av stabilitet i teamet.

5. Konstruktiv tilbakemelding :
Selv i perioder med høy spenning er det viktig å gi og motta tilbakemeldinger. Når disse tilbakemeldingene gis på

en konstruktiv måte, kan de føre til raske forbedringer og forhindre fremtidige feil.

6. Regelmessige debriefinger:
Etter spesielt stressende eller kompliserte situasjoner er det lurt å samles til en debriefing. Da kan vi analysere hva som gikk bra og hva som kan forbedres, og bearbeide eventuelle følelser som sitter igjen.

7. Videreutdanning :
Regelmessige treningsøkter med fokus på samarbeid og kommunikasjon kan styrke teamfølelsen og gi verktøy for å håndtere anspente situasjoner på en bedre måte.

8. Emosjonell støtte :
Å tilby emosjonell støtte til kolleger, enten det er et oppmuntrende ord, et medfølende øre eller en skulder å lene seg mot, styrker samholdet i teamet.

9. Gjensidig respekt :
Anerkjennelse av verdien og bidraget til hvert enkelt teammedlem, uansett stilling eller spesialområde, er grunnleggende for å opprettholde et godt samarbeidsklima.

Å samarbeide i et anspent miljø er litt som å danse midt i en storm. Det vil være øyeblikk av usikkerhet, nølende skritt og feil. Men med tydelig kommunikasjon, gjensidig respekt og urokkelig støtte kan teamet synkronisere, utvikle seg i harmoni og komme seg gjennom selv de mest komplekse situasjoner med eleganse og dyktighet.

Navigere i emosjonelt ladede situasjoner.

Å navigere i emosjonelt ladede situasjoner er en utfordring innen medisin og mange andre fagfelt. Disse øyeblikkene, som er preget av smerte, frykt, usikkerhet eller spenning, krever en varsom, men bestemt tilnærming, en blanding av dyp empati og urokkelig profesjonalitet. Det er som å navigere gjennom en storm på havet; hver følelsesbølge må gjenkjennes og håndteres med forsiktighet for å sikre trygg navigering.

1. Gjenkjenning av følelser:
Det første steget i å navigere i en emosjonelt ladet situasjon er å anerkjenne de følelsene som er til stede, enten det er pasientens, familiens eller egne følelser. Ved å akseptere at disse følelsene er naturlige og gyldige, skaper man rom for gjensidig forståelse.

2. Aktiv lytting :
Å tilby et oppmerksomt øre, uten å avbryte eller dømme, kan ofte redusere spenninger. Aktiv lytting viser pasienter og pårørende at deres følelser blir hørt og respektert.

3. Validering :
Et enkelt "Jeg forstår at dette er vanskelig for deg" eller "Følelsene dine er helt gyldige" kan være til stor trøst. Å bekrefte følelser betyr ikke nødvendigvis at du er enig, men at du anerkjenner den andres følelser.

4. Behold roen:
I et stormfullt hav av følelser må helsepersonellet være et fyrtårn som utstråler ro og stabilitet. Å puste dypt, praktisere mindfulness og huske å holde fokus kan bidra til å opprettholde denne roen.

5. Bruk et klart og beroligende språk:
Å velge ord med omhu, unngå medisinsk sjargong og bruke en beroligende tone kan lette kommunikasjonen og redusere angst.

6. Sette grenser :
Selv om empati og forståelse er avgjørende, er det også
viktig å sette klare grenser, spesielt hvis pasienten eller
familien blir aggressive eller voldelige.

7. Be om hjelp :
Hvis situasjonen blir for vanskelig å håndtere alene, må du
ikke nøle med å be en kollega, en leder eller en psykolog
om støtte eller mekling.

8. Selvrefleksjon :
Når du har vært gjennom en følelsesladet situasjon, bør du
ta deg tid til å reflektere. Hvordan føler du deg? Er det noe
du kunne ha gjort annerledes? Selvrefleksjon er et effektivt
verktøy for personlig og profesjonell utvikling.

9. Emosjonell støtte :
Ta vare på deg selv. Å håndtere følelsesmessig ladede
situasjoner kan etterlate følelsesmessige spor. Å snakke
med kolleger, oppsøke psykolog eller praktisere
avspenningsteknikker kan hjelpe deg med å håndtere
stresset.

Å navigere i følelsesmessige situasjoner er utvilsomt en av
de mest krevende, men også en av de mest givende
utfordringene i legeyrket. Det er i disse øyeblikkene du
virkelig kan berøre noens liv, gi trøst midt i smerten og
være et fyrtårn i stormen.

Ressurser og støtte
for sykepleiere i vanskelige situasjoner.

Sykepleiere blir, i likhet med mye annet helsepersonell, ofte
konfrontert med intense og følelsesmessig utfordrende
situasjoner. Disse øyeblikkene kan sette varige spor og
noen ganger føre til utbrenthet, angst eller til og med

depresjon. Men i disse utfordringene ligger det også muligheter for vekst, støtte og motstandsdyktighet. Her kan du lese om hvordan sykepleiere kan finne ressurser og støtte til å navigere i disse turbulente farvannene.

1. Klinisk veiledning :
Veiledning gir sykepleierne et rom der de kan diskutere vanskelige saker, dele bekymringer og søke råd. Det er en mulighet til å lære, reflektere og utvikle seg faglig i et støttende miljø.

2. Støttegrupper :
Det kan være svært nyttig å bli med i eller danne en støttegruppe for sykepleiere. I slike grupper kan man dele erfaringer, mestringsstrategier og ressurser.

3. Individuell terapi :
Noen sykepleiere kan ha nytte av individuell terapi for å bearbeide spesielt traumatiske opplevelser eller for å håndtere personlige problemer som forstyrrer arbeidet.

4. Opplæring i stressmestring :
Workshops eller opplæring i stressmestringsteknikker, for eksempel mindfulness, meditasjon eller progressiv avspenning, kan hjelpe sykepleiere med å håndtere spenningene som ligger i yrket.

5. Nettressurser :
Det finnes mange fora, blogger og nettsteder som er dedikert til å støtte sykepleiere. Disse plattformene kan tilby råd, erfaringer og ressurser som kan hjelpe sykepleiere gjennom vanskelige tider.

6. Mentoring :
Mer erfarne sykepleiere kan gi verdifull støtte til nybegynnere som mentorer, ved å dele erfaringer, kunnskap og mestringsstrategier.

7. Balanse mellom arbeid og privatliv :
Det er viktig å ta seg tid til seg selv, lade batteriene og finne tilbake til aktiviteter og lidenskaper utenfor jobben. Denne balansen kan bidra til å forebygge utbrenthet og gi ny energi.

8. Hjelpetjenester for ansatte :
Mange sykehus og medisinske institusjoner har hjelpetjenester for ansatte, som kan tilby alt fra rådgivning til økonomisk og juridisk bistand.

9. Videreutdanning :
Etter- og videreutdanning kan styrke sykepleiernes selvtillit, hjelpe dem til å føle seg mer kompetente i møte med utfordringer og gi dem nye verktøy for å håndtere vanskelige situasjoner.

10. Profesjonell nettverksbygging :
Deltakelse på konferanser, workshops og faglige arrangementer kan ikke bare utvide sykepleiernes kunnskaper og ferdigheter, men også gi dem muligheten til å møte kolleger, dele erfaringer og bygge opp et støttenettverk.

Å jobbe som sykepleier er både en utfordring og en velsignelse. Det er en jobb der du berører menneskers liv, der hver dag er en ny mulighet til å gi helbredelse, trøst og håp. Men det er også en krevende jobb som krever støtte, ressurser og konstant oppmerksomhet på eget velvære.

Kapittel 22

FREMTIDENS OPPLÆRING INNEN ENDOKRINOLOGI

Pedagogisk utvikling
og opplæringsformater.

Over tid har utdanningen gjennomgått utallige forandringer, formet av teknologiske fremskritt, endrede sosiale behov og pedagogiske oppdagelser. Mens utdanning tidligere først og fremst dreide seg om enveis kunnskapsoverføring, har den pedagogiske utviklingen siden den gang gått i retning av mer interaktive, persontilpassede og elevsentrerte metoder.

Det tradisjonelle klasserommet, med rader av pulter vendt mot en dominerende lærer, har gradvis måttet vike plassen for mer fleksible og samarbeidsorienterte læringsrom. Runde bord, modulære rom og teknologisk utstyrte miljøer oppmuntrer nå til diskusjon, teamarbeid og en mer helhetlig tilnærming til utdanning.

Med fremveksten av digital teknologi har også opplæringsformatet gjennomgått en revolusjon. Nettbaserte kurs, enten det dreier seg om MOOC-er eller spesialiserte læringsplattformer, har demokratisert tilgangen til utdanning og gjort det mulig for alle med internettforbindelse å fordype seg i en rekke emner. Disse formatene har ikke bare gjort det enklere å lære i eget tempo, men har også introdusert innovative undervisningsmetoder som serious games, virtuell virkelighet og simulering.
Prosjekt- og problembasert læring har også utfordret den tradisjonelle modellen med pugging og utenatlæring. I stedet for å fokusere på ren innlæring av informasjon, legger denne tilnærmingen vekt på å løse konkrete problemer, anvende kunnskap og utvikle ferdigheter som kritisk tenkning, kreativitet og samarbeid.

Men det er ikke bare formatene og metodene som har endret seg, men også den underliggende utdanningsfilosofien. Vi har gått fra å se på utdanning som en forberedelse til livet til å se på utdanning som selve livet. Læringsreisen blir ikke lenger sett på som en rett linje som fører fra punkt A til punkt B, men snarere som en spiralformet reise der læringen er kontinuerlig, iterativ og tilpasset individets skiftende behov.

Når vi tenker på dagens utdanningsutvikling og opplæringsformater, kan vi ikke annet enn å forundres over det mangfoldet av læringsmuligheter vi har til rådighet. I sin evige søken etter forbedring, innovasjon og tilpasning fortsetter utdanningen å gjenoppfinne seg selv, noe som vitner om dens sentrale rolle i samfunnsutviklingen.

Simuleringens rolle i opplæringen.

Simulering, som en gang i tiden var forbeholdt spesialisert yrkesopplæring, har nå fått en fremtredende plass i moderne utdanning. Det er en bro mellom teori og praksis, et sted der feil ikke blir straffet, men i stedet blir en verdifull læringsmulighet.
Se for deg en medisinstudent som, før han eller hun i det hele tatt har rørt en pasient, kan utføre en kompleks kirurgisk operasjon på en hyperrealistisk utstillingsdukke, eller en pilot som konfronteres med nødsituasjoner i den virtuelle cockpiten i en simulator før han eller hun tar kontrollene i et ekte fly. Dette er simuleringens styrke: Den skaper et trygt og kontrollert miljø der elevene kan tilegne seg ferdigheter, ta beslutninger og ikke minst lære av sine feil uten at det får reelle konsekvenser.

Men simulering går langt utover disse åpenbare eksemplene. Takket være den teknologiske utviklingen har simulering infiltrert en rekke områder. I rollespill for bedrifter kan man for eksempel simulere yrkessituasjoner for å utvikle kommunikasjons- og forhandlingsevner. I arkitektfaget kan studentene bruke virtuell virkelighet til å "gå" gjennom konstruksjoner de har tegnet, og vurdere estetikk og funksjonalitet før de tar det første spadetaket.

Det som gjør simuleringen så rik, er at den er så tilpasningsdyktig. Det kan være så enkelt som et rollespill eller så komplekst som en fullstendig oppslukende rekonstruksjon ved hjelp av utvidet virkelighet. Uansett hvilken form den har, dekker den et grunnleggende behov i utdanningen: å forvandle passiv kunnskap til aktive ferdigheter.

En av de største fordelene med simulering er at den setter eleven i sentrum for læringsprosessen. Det er ikke lenger snakk om å pugge informasjon passivt, men om å delta aktivt, ta beslutninger, samhandle og eksperimentere. Simulering gjør læringen håndgripelig, konkret og forankret i virkeligheten, selv om den er rekonstruert.
Men som alle andre undervisningsmetoder har simulering sine begrensninger. Det krever ressurser, fra dyrt utstyr til ekspertisen som trengs for å skape realistiske scenarier. Dessuten kan simulering aldri gjengi kompleksiteten og uforutsigbarheten i den virkelige verden på en perfekt måte. Riktig brukt er simulering imidlertid et uvurderlig verktøy, et springbrett som gjør det mulig for elevene å gå fra teori til praksis med selvtillit og dyktighet.

I den digitale teknologiens tidsalder, der det er rikelig med informasjon, men ofte begrenset med erfaring, er simulering i ferd med å etablere seg som en bærebjelke i moderne opplæring, og minner oss om at den beste måten å lære på noen ganger er å gjøre, selv om det er i en rekonstruert verden.

Egentrening og ny teknologi.

I den digitale tidsalderens kontinuerlige flyt, der kunnskap bare er et klikk unna, er selvlæring, drevet av ny teknologi, i ferd med å vokse frem som et fyrtårn som leder elevene mot hittil uutforskede horisonter. Læring er ikke lenger begrenset til veggene i et klasserom eller sidene i en lærebok. Den er dynamisk og interaktiv, og fremfor alt tilpasser den seg den enkeltes tempo.

Selvlæring er, som navnet antyder, en prosess der den enkelte tar ansvar for sin egen læring. Og på denne reisen er ny teknologi den ideelle følgesvenn. E-læringsplattformer, MOOCs (Massive Open Online Courses), pedagogiske podcaster, fagfora og til og med YouTube-videoer er alle ressurser som har forandret måten vi lærer på, og som gjør utdanningen mer tilgjengelig og tilpasningsdyktig.

Kraften i ny teknologi ligger i dens evne til å bryte ned de tradisjonelle barrierene for utdanning. Kunne du tenke deg å lære programmering ved midnatt? Eller følge et astrofysikkurs fra Harvard hjemme i stua? Det er fullt mulig. Disse verktøyene gir en fleksibilitet uten sidestykke, slik at elevene selv kan velge hva de vil studere, når og hvordan.

Teknologien har også forbedret det interaktive aspektet ved læring. Med simuleringer, pedagogiske spill og til og med virtuell virkelighet er eleven ikke lenger bare en tilskuer, men blir en aktør i opplæringen. Denne interaktiviteten, kombinert med umiddelbar tilbakemelding, betyr at læringen kan tilpasses og justeres i sanntid, noe som maksimerer effekten av hver studieøkt.

Men selv om selvstyrt læring er frigjørende, har det også sine utfordringer. Uten klare rammer kan motivasjonen avta. Overfloden av informasjon kan også være overveldende og gjøre det vanskelig å skille mellom pålitelige kilder og mindre seriøst innhold. I tillegg kan mangelen på direkte menneskelig interaksjon gjøre opplevelsen isolerende for noen.

Disse utfordringene forringer imidlertid på ingen måte det revolusjonerende potensialet som ligger i ny teknologi for selvlæring. Tvert imot understreker de viktigheten av en balansert tilnærming, der teknologiske verktøy suppleres med refleksjon, diskusjon og utveksling med andre.

Selvlæring i den digitale tidsalderen er en delikat dans mellom individet og teknologien. Den inviterer til nysgjerrighet og selvstendighet, samtidig som den minner oss om viktigheten av fellesskap og deling. I dette stadig skiftende landskapet er det én ting som er sikkert: læring er en uendelig reise, og takket være ny teknologi er veien dit mer spennende enn noensinne.

Betydningen av tilbakemeldinger og etterutdanning.

Det å tilegne seg kunnskap slutter egentlig aldri ved slutten av et grunnkurs eller en akademisk utdannelse. Tvert imot er arbeidslivet, med alle sine utfordringer, innovasjoner og endringer, en konstant påminnelse om at læring er en kontinuerlig prosess. I denne sammenhengen er tilbakemeldinger og kontinuerlig opplæring to viktige pilarer i den evige jakten på forbedring og tilpasning.

Tilbakemeldinger er uvurderlige fordi de fanger opp erfaringer fra tidligere situasjoner, enten de har vært vellykkede eller mislykkede. Det gir et retrospektivt blikk, et speil der enkeltpersoner og organisasjoner kan reflektere over seg selv, identifisere forbedringsområder og konsolidere god praksis. Det er en introspektiv tilnærming som gjør enhver situasjon til en læringsmulighet. Ved å unngå gjentakelse av tidligere feil og utnytte suksesser, oppmuntrer REX til vedvarende faglig og organisatorisk vekst.

Etterutdanning er et proaktivt svar på en verden i stadig endring. Med teknologiske fremskritt, markedsutvikling og sosiokulturelle endringer er det viktig for fagfolk å holde seg oppdatert, tilegne seg nye ferdigheter og tilpasse seg de skiftende realitetene i yrket sitt. Etter- og videreutdanning handler ikke bare om å oppgradere ferdigheter, men er også et uttrykk for faglig nysgjerrighet, et ønske om å utmerke seg og forbli relevant i et konkurranseutsatt miljø.

Samspillet mellom disse to pilarene, tilbakemelding og kontinuerlig opplæring, er en synergieffekt. Tilbakemeldinger styrer ofte opplæringsbehovet ved å identifisere mangler eller områder som må styrkes. På den annen side kan kontinuerlig opplæring, ved at fagpersonene eksponeres for nye metoder, teknologier eller praksiser, generere nye tilbakemeldinger og dermed bidra til en god sirkel av kontinuerlig forbedring.

Det er viktig å understreke at ydmykhet og åpenhet er avgjørende i denne prosessen. Å ta imot kritikk, innrømme feil og omfavne endringer krever profesjonell modenhet. Det er en invitasjon til å se forbi egoet og innse at læring er en reise, ikke et mål.
Til syvende og sist minner tilbakemeldinger og kontinuerlig opplæring oss på at profesjonalitet ikke er en statisk egenskap. Det er en dynamisk egenskap, en forpliktelse til å utvikle seg, vokse og tilpasse seg. I en verden der forandring er den eneste konstanten, er denne forpliktelsen til å lære og utvikle seg mer enn en nødvendighet - det er et imperativ.

Kapittel 23

FREMTIDSUTSIKTER OG INNOVASJONER

Sykepleierens rolle i endring
i endokrinologi.

Endokrinologi, den delen av medisinen som fokuserer på endokrine kjertler og hormoner, har gjennomgått store endringer i løpet av de siste tiårene. Parallelt med disse fremskrittene har også endokrinologisykepleierens rolle endret seg, noe som har utvidet deres kompetanse og ansvarsområder innen denne medisinske spesialiteten.

Historisk sett var endokrinologisykepleieren hovedsakelig ansvarlig for grunnleggende kliniske oppgaver: administrering av medisiner, overvåking av vitale tegn og opplæring av pasienter om deres tilstand. Men med tiden og fremskrittene innen medisinsk vitenskap har dette begrensede synet utviklet seg til en mye mer omfattende og allsidig rolle.

Noe av det første som skjedde, var utviklingen og beherskelsen av teknikker som er spesifikke for endokrinologi. For eksempel har håndtering av insulinpumper og kontinuerlige glukosemålere blitt en viktig ferdighet for sykepleiere som arbeider med diabetespasienter.

I tillegg har sykepleiernes pedagogiske rolle blitt betydelig styrket. Terapeutisk opplæring, som går ut på å lære pasientene om sykdommen, behandlingen og egenkontrolltiltakene, har fått en sentral plass. Denne tilnærmingen har som mål å gjøre pasientene mer selvstendige, slik at de bedre kan forstå sykdommen sin og handle deretter for å bevare helsen.

Den teknologiske utviklingen har også hatt innvirkning på yrket. Med telemedisinens inntog kan endokrinologiske sykepleiere nå overvåke pasienter på avstand og gi råd og støtte uten at det er nødvendig med en fysisk konsultasjon.

I tillegg har sykepleierens rolle blitt utvidet til å omfatte koordinering av behandlingen. Sykepleieren er ofte bindeleddet mellom pasienten, endokrinologen og annet helsepersonell, for eksempel ernæringsfysiologer, fotpleiere og psykologer. Denne koordinerende rollen er spesielt viktig i behandlingen av kroniske sykdommer som diabetes, der en tverrfaglig tilnærming er avgjørende.

Endelig har den psykologiske og emosjonelle dimensjonen av sykepleierens rolle blitt bekreftet. Endokrine sykdommer, som kan påvirke så forskjellige aspekter som vekst, reproduksjon og stoffskifte, kan ha store konsekvenser for pasientenes livskvalitet. Den endokrinologiske sykepleieren står i frontlinjen når det gjelder å gi psykologisk støtte, lytte, berolige og om nødvendig veilede.

Endokrinologisykepleierens endrede rolle gjenspeiler den økende kompleksiteten og rikdommen i denne medisinske spesialiteten. Sykepleieren har gått fra å være en enkel operatør til å bli en fullverdig helseaktør som spiller en viktig rolle i den helhetlige, individualiserte omsorgen for den endokrine pasienten.

Ny teknologi og virkningen av dem.

Ved inngangen til det 21. århundret har ny teknologi, gjennom sine disruptive innovasjoner, formet nesten alle aspekter av dagliglivet vårt, påvirket atferden vår, endret samfunnet og omdefinert hele bransjer. Teknologien har en flerdimensjonal innvirkning, og veksler mellom ubestridelige fordeler og utfordringer uten sidestykke.

1. Kommunikasjon:
Sosiale nettverk, direktemeldinger og videoplattformer har revolusjonert måten vi kommuniserer på. Vi er nå koblet til et globalt nettverk og kan kommunisere i sanntid med noen

på den andre siden av jordkloden. Dette har gjort det lettere å dele informasjon, samarbeide internasjonalt og spre ideer raskt. Men det har også skapt problemer med feilinformasjon, nettmobbing og virtuell isolasjon.

2. Utdanning:
E-læring, MOOC og interaktive pedagogiske verktøy har gjort utdanning tilgjengelig for millioner av mennesker. Geografiske og økonomiske barrierer fjernes gradvis. Likevel reiser dette spørsmål om verdien av det tradisjonelle vitnemålet, homogeniteten i undervisningen og risikoen for ulikheter i utdanningskvaliteten.

3. Skål:
Telemedisin, genomikk, oppkoblede objekter og kunstig intelligens innen medisin har revolusjonert diagnostisering, behandling og pasientovervåking. Dette reiser imidlertid spørsmål om personvern, datasikkerhet og etikk.

4. Arbeid:
Digitalisering, automatisering og kunstig intelligens har optimalisert mange prosesser, noe som har gjort noen jobber overflødige og skapt nye. Selv om dette lover større effektivitet, skaper det også bekymring for jobbsikkerhet, livslang læring og jobbusikkerhet.

5. Fritidsaktiviteter:
Videospill, virtuell virkelighet og strømmeplattformer har beriket underholdningen vår. Disse nyvinningene gir oss nye, oppslukende opplevelser, men de skaper også debatt om teknologiavhengighet, innvirkning på mental helse og utvanning av tradisjonell kultur.

6. Miljø:
Selv om teknologien har bidratt til visse miljøproblemer, er den også en viktig del av løsningen. Innovasjoner innen fornybar energi, avfallshåndtering og bærekraftig landbruk kan være nøkkelen til å bekjempe klimaendringene.

7. Selskapet:
Ny teknologi har omdefinert våre sosiale relasjoner, vår oppfatning av personvern og til og med vår virkelighetsoppfatning. De har muliggjort en global bevegelse i retning av større åpenhet, men har også gitt næring til debatter om overvåking, samfunnspolarisering og teknologigigantenes innflytelse.

Effekten av ny teknologi er både fascinerende og kompleks. Selv om de har et utrolig potensial til å forbedre menneskers livsvilkår, krever de nøye gjennomtenkning, regulering og streng etikk for å sikre at de kommer alle til gode, uten at det går på bekostning av våre verdier eller vår menneskelighet.

Klinisk forskning :
en mulighet for sykepleiere.

Klinisk forskning står i sentrum for medisinske fremskritt, og man søker hele tiden å forbedre pleie, behandling og intervensjoner for å sikre bedre livskvalitet for pasientene. Sykepleiere, som står i frontlinjen av pasientbehandlingen, er i en ideell posisjon til å delta aktivt på dette feltet. Klinisk forskning byr på en rekke muligheter for sykepleiere, både når det gjelder faglig utvikling og forbedring av pleie og omsorg.

1. Bidrag til vitenskap og behandlingskvalitet :
Sykepleiere har en dyp og unik forståelse av pasientenes behov, pleiedynamikk og kliniske utfordringer. Ved å delta i forskning kan de bidra til å skape ny kunnskap, påvirke kliniske protokoller og bidra til mer informert, pasientsentrert omsorg.

2. Karriereutvikling :
Klinisk forskning gir sykepleiere muligheten til å
diversifisere karrieren. De kan bli forskende sykepleiere,
koordinatorer for kliniske studier eller spesialkonsulenter.
Dette gir dem mulighet til å tilegne seg nye ferdigheter, for
eksempel innen vitenskapelig skriving, prosjektledelse og
biostatistikk.

3. Innvirkning på helsepolitikken :
Med empiriske data kan sykepleiere påvirke
beslutningstakere, fremme evidensbasert helsepolitikk og
bidra til endringer i helsesystemene.

4. Tverrprofesjonelt samarbeid :
Klinisk forskning styrker samarbeidet mellom ulike typer
helsepersonell. Sykepleiere kan samarbeide med leger,
farmasøyter, statistikere og andre spesialister, noe som
fremmer en tverrfaglig tilnærming til kliniske problemer.

5. Selvstendighet og lederskap :
Deltakelse i forskning styrker sykepleierens rolle som leder
i helsevesenet. Det posisjonerer sykepleiere som viktige
bidragsytere til medisinsk vitenskap og fremhever verdien
av deres perspektiv i forskningsprosessen.

6. Utdanning og opplæring :
Deltakelse i klinisk forskning gjør det mulig for sykepleiere
å holde seg i forkant av den medisinske utviklingen. De kan
også bli undervisere eller forelesere og dele sine funn med
kolleger eller neste generasjons sykepleiere.

7. Jobbtilfredshet :
Det kan gi stor faglig tilfredsstillelse å være med på å
oppdage nye tiltak, forbedre pleien eller løse kliniske
utfordringer. Det er en mulighet for sykepleiere til å se
hvordan arbeidet deres påvirker pasientenes liv.

Klinisk forskning er et felt med mange muligheter for sykepleiere. Det gir dem mulighet til å utvikle seg faglig, forbedre pasientbehandlingen og gi et viktig bidrag til medisinsk vitenskap og folkehelse. I en medisinsk verden i stadig endring er det viktigere enn noensinne at sykepleiere deltar i klinisk forskning.

Konklusjon

BETYDNINGEN AV ENGASJEMENT, EMPATI OG KOMPETANSE I PLEIE OG OMSORG ENDOKRINE PASIENTER.

I medisinens store verden er behandling av pasienter med endokrine lidelser en delikat oppgave som krever mye mer enn bare tekniske ferdigheter. Pasientens reise gjennom labyrinten av hormoner og kjertler er ofte preget av intense følelser, usikkerhet og en søken etter balanse. Derfor er engasjement, empati og dyktighet tre viktige grunnpilarer for å kunne hjelpe disse pasientene med respekt og effektivitet.

Engasjement er det solide ankeret som holder sykepleierne i tjeneste for pasientens velvære. Disse lidelsene, som ofte er kroniske, krever langvarig oppmerksomhet, der overvåking, tilpasningsevne og konstant engasjement er avgjørende. Endokrine pasienter kan gå gjennom en følelsesmessig og fysiologisk berg- og dalbane, og sykepleierens engasjement sikrer en konstant, betryggende og besluttsom tilstedeværelse hele veien.

Rene ferdigheter er imidlertid ikke nok. Empati, evnen til å sette seg inn i pasientens situasjon, til å føle og forstå følelsene deres, er lyset som lyser opp veien. Hormonelle ubalanser kan ha stor innvirkning på humør, selvoppfatning og livskvalitet. Empati skaper et trygt rom der pasienten føler seg hørt, bekreftet og forstått. Det er i dette rommet at emosjonell helbredelse kan begynne, parallelt med medisinske intervensjoner.
Og selvfølgelig er ekspertise helt sentralt. Endokrine lidelser er komplekse, henger sammen og krever inngående kunnskap for å kunne behandles på riktig måte. Hver pasient er unik, og responsen på behandlingen kan variere betydelig. Kompetanse sikrer at sykepleieren ikke bare er godt informert, men også i stand til å bruke denne

kunnskapen på en adaptiv måte og skreddersy behandlingen til hver enkelt pasients spesifikke behov.

Når disse tre pilarene - engasjement, empati og kompetanse - kombineres på en harmonisk måte, danner de en treenighet av autentisk omsorg. For den endokrine pasienten betyr dette at han eller hun blir behandlet med verdighet, får kvalitetsbehandling og føler seg støttet hele veien, uansett hvilke utfordringer man støter på. I endokrinologiens følsomme verden er disse tre kvalitetene ikke bare ønskelige, de er avgjørende for å kunne gi virkelig helhetlig behandling.

Ordliste over medisinske termer.

Det medisinske fagfeltet er rikt på spesifikk terminologi. Her er en forenklet ordliste over noen vanlige medisinske termer. Merk at listen langt fra er uttømmende, og vi anbefaler at du konsulterer medisinske fagkilder for en mer detaljert definisjon.

A

Anemi: Reduksjon i antall røde blodlegemer i blodet.
Antibiotikum: Legemiddel som brukes til å behandle bakterieinfeksjoner.
Aseptisk: Fravær av sykdomsfremkallende mikroorganismer.

B

Biopsi: uttak av en liten vevsprøve for mikroskopisk undersøkelse.
Bronkitt: Betennelse i bronkiene.

C

Kardiologi: Studiet av hjertet og dets sykdommer.
Kirurgi: Medisinsk praksis som innebærer manuelle og instrumentelle inngrep på en pasient.
Cyanose: Blåaktig misfarging av huden på grunn av oksygenmangel.

D

Diabetes: En sykdom som kjennetegnes av utilstrekkelig insulinproduksjon eller dårlig utnyttelse av insulin i kroppen.
Dialyse: Blodrensingsprosess for personer som lider av nyresvikt.

E

Ultralyd: Avbildningsteknikk som bruker lydbølger til å skape bilder av indre organer.
Endokrinologi: Studiet av endokrine kjertler og hormoner.

F

Fibrose: Overdreven dannelse av fibrøst vev i et organ.

Fraktur: Brudd eller brudd på et bein.

G

Gastroenterologi: Studiet av mage og tarm.

Genom: Det komplette DNA-et til en organisme.

H

Hematologi: Studiet av blod og blodsykdommer.

Hypertensjon: Høyt blodtrykk.

I

Immunologi: Studiet av immunsystemet.

Infeksjon: Invasjon og formering av sykdomsfremkallende mikroorganismer i kroppen.

J

Gulsott: gulfarging av huden på grunn av opphopning av bilirubin.

K

Cyste: unormal masse som inneholder flytende eller halvfast materiale.

L

Leukemi: Blodkreft som rammer de hvite blodlegemene.

M

Mammografi: røntgen av brystene.

Stoffskifte: Alle kjemiske reaksjoner som skjer i en levende organisme.

N

Nevrologi: Studiet av nervesystemet.

Nefrologi: Studiet av nyrene.

O

Onkologi: Studier av svulster og kreft.

Osteoporose: Redusert bentetthet, noe som gjør skjelettet skjørt.

P

Pediatri: Gren av medisinen som omhandler barn.

Farmakologi: Studiet av legemidler og deres virkning.

Q

Kvadrant: En av fire like store deler av et område eller en flate.

R

Radiologi: Studiet av røntgenstråler for å diagnostisere og behandle sykdom.
Reumatologi: Studiet av leddsykdommer.

S

Serum: Den flytende delen av blodet uten celler.
Symptom: Manifestasjon av en sykdom som pasienten opplever.

T

Trombose: Dannelse av en blodpropp i et blodkar.
Toksikologi: Studiet av giftstoffer og toksiner.

U

Urologi: Studiet av nyrene, urinlederne, urinblæren og urinrøret.
Sår: Åpent sår på hud eller slimhinne.

V

Vaksinasjon: Administrering av en vaksine for å indusere immunitet mot en spesifikk sykdom.
Virologi: Studiet av virus.

W

WBC (hvite blodlegemer): Hvite blodlegemer.

X

Xenotransplantasjon: Transplantasjon av organer fra en art til en annen.

Y

Yersinia: En type bakterier, hvorav noen kan forårsake pest.

Z

Zoonose: Sykdom som smitter fra dyr til mennesker.
Denne ordlisten gir en innføring i noen viktige medisinske termer, men den medisinske terminologien er omfattende og kompleks. Vi anbefaler at du konsulterer spesialistkilder for mer utfyllende definisjoner.

Ressurser for videreutdanning.

Videreutdanning er viktig for helsepersonell. Det gjør det mulig for dem å holde seg oppdatert på medisinske fremskritt, forbedre ferdighetene sine og svare på pasientenes skiftende behov. Her er en liste over ressurser som kan hjelpe deg med videreutdanning på det medisinske området:

1. Akademiske institusjoner :
   - **Universiteter og medisinske skoler:** Disse tilbyr ofte etterutdanningsprogrammer for helsepersonell.
   - **Kliniske opplæringssentre:** Disse institusjonene er spesielt utviklet for å gi praktisk opplæring i de nyeste medisinske teknikkene.
2. Profesjonelle organisasjoner :
   - **Fagorganisasjoner:** De arrangerer jevnlig seminarer, workshops og konferanser.
   - **Legeforeninger: For eksempel** tilbyr World Medical Association og American Medical Association ressurser og opplæringsprogrammer.
3. Nettbaserte plattformer :
   - **MOOCs:** Plattformer som Coursera, edX og Udemy tilbyr kurs i en rekke medisinske emner.
   - **Webinarer:** Mange organisasjoner tilbyr direktesendte eller innspilte webinarer for opplæringsformål.
4. Faglige publikasjoner :
   - **Medisinske tidsskrifter:** Publikasjoner som "New England Journal of Medicine" eller "The Lancet" presenterer den nyeste forskningen.
   - **Faglige nyhetsbrev:** Disse ressursene gir jevnlige oppdateringer om trender og utviklingstrekk på området.
5. Workshops og konferanser :
   - **Lokale seminarer:** Disse arrangementene gir deg muligheten til å lære på en interaktiv måte.

Nasjonale og internasjonale konferanser: Her kan du høre fra eksperter fra hele verden og bygge nettverk med andre fagfolk.

6. Institusjonelle ressurser :

Forskningssentre: Disse kan tilby opplæringsprogrammer i nye forskningsteknikker.

Sykehus og klinikker: Disse institusjonene kan ha interne opplæringsprogrammer for sine ansatte.

7. Spesialisert opplæring :

Sertifiseringskurs: For spesialistkompetanse, for eksempel innen medisinsk avbildning eller robotkirurgi.

Praktiske workshops: Sesjoner der fagpersoner kan øve på nye ferdigheter under veiledning av eksperter.

8. Offentlige ressurser :

Nasjonale helsemyndigheter, for eksempel FDA i USA eller ANSM i Frankrike, som kan tilby ressurser og opplæring i regelverk og retningslinjer.

9. Bøker og håndbøker :

Akademiske publikasjoner: Mange forlag utgir bøker om medisinske fremskritt, kliniske retningslinjer og beste praksis.

10. Profesjonelle sosiale nettverk :

Forum og grupper: På plattformer som LinkedIn og ResearchGate kan fagpersoner utveksle informasjon, stille spørsmål og dele ressurser.

Etterutdanning er en langsiktig investering for alt helsepersonell. Ikke bare sikrer det bedre kvalitet på pasientbehandlingen, men det styrker også fagpersonens selvtillit og kompetanse på området.

Les mer her.

En solid bibliografi er viktig hvis du vil lære mer om endokrinologi. Her er en liste over anbefalte bøker og tidsskrifter for deg som ønsker å fordype deg i dette feltet:

Bøker :

"Williams Textbook of Endocrinology" av Shlomo Melmed, Ronald Koenig, et al.

Et viktig oppslagsverk som dekker de grunnleggende og kliniske aspektene ved endokrinologi.

"Endocrinology: Adult and Pediatric" av J. Larry Jameson og Leslie J. De Groot. De Groot.

En omfattende bok om endokrinologi for voksne og barn.

"Greenspans Basic & Clinical Endocrinology" av David G. Gardner og Dolores Shoback.

En kortfattet, men grundig innføring i klinisk endokrinologi.

"Klinisk endokrinologi og diabetes: An Illustrated Colour Text" av Miles Levy, Andrew Lansdown og Robert D. Murray.

En visuelt engasjerende bok som gir en innføring i klinisk endokrinologi og diabetes.

"Skjoldbruskkjertelen og dens sykdommer: A Comprehensive Guide for the Clinician" av Markus Luster, Leonidas H. Duntas og Leonard Wartofsky.

En bok med fokus på skjoldbruskkjertelen, en av de viktigste kjertlene i det endokrine systemet.

Magasiner :

"Journal of Clinical Endocrinology & Metabolism (JCEM)".

Et ledende tidsskrift som publiserer original forskning innen klinisk endokrinologi.

"Endokrine anmeldelser

Gir grundige gjennomganger av aktuell forskning innen endokrinologi.

"European Journal of Endocrinology

Dekker et bredt spekter av emner knyttet til klinisk og grunnleggende endokrinologi.

"Hormonforskning i pediatrien

Tidsskriftet fokuserer på pediatrisk endokrinologi og er en verdifull ressurs for fagpersoner som arbeider med barn.

"Skjoldbruskkjertelen

Et tidsskrift dedikert til forskning på skjoldbruskkjertelen, fra grunnleggende aspekter til kliniske anvendelser.

Nettressurser :

Endokrinologisk forening (www.endocrine.org)

Tilbyr en rekke ressurser, inkludert kliniske retningslinjer, webinarer og nettkurs.

American Association of Clinical Endocrinologists (www.aace.com)

Her finner du retningslinjer, opplæring og informasjon om kommende konferanser.

Når du leter etter ressurser, er det alltid lurt å sjekke publiseringsdatoen for å være sikker på at informasjonen er oppdatert, spesielt innen et felt som endokrinologi, som er i stadig utvikling.

Den fransktalende verden er også full av solide referanser innen endokrinologi. Her er en liste over anbefalte bøker og tidsskrifter for deg som ønsker å fordype deg på dette feltet:

Bøker :

"Endokrinologi, diabetologi og ernæring" av Jacques Young og Marc Lombès.

Denne boken gir en oversikt over de ulike endokrine lidelsene, fra det molekylære grunnlaget til de kliniske aspektene.

"Endocrinology in gynaecology and obstetrics" av Philippe Bouchard og Roland Paillet.

Denne boken utforsker sammenhengen mellom endokrinologi og gynekologi, inkludert hormonelle forstyrrelser under svangerskapet.

"Klinisk diabetologi" av Claude Colette og Alain Golay.

En omfattende guide til diabetes, behandling og komplikasjoner.

"Endokrine kjertler og deres mysterier" av Jean-François Pradat.

En mer generell tilnærming rettet mot ikke-profesjonelle som ønsker å forstå rollen til de endokrine kjertlene.

Magasiner :

"Annals of Endocrinology

Et vitenskapelig tidsskrift innen endokrinologi som dekker grunnleggende og klinisk forskning.

"Medisin for metabolske sykdommer

Fokus på metabolske sykdommer, inkludert sykdommer knyttet til hormonelle ubalanser.

"Diabetes og stoffskifte

Som navnet antyder, fokuserer dette tidsskriftet på diabetes og andre stoffskiftesykdommer.

Nettressurser :

Fransk forening for endokrinologi (SFE) (www.sfendocrino.org)

Tilbyr en rekke ressurser for fagfolk, inkludert anbefalinger, opplæring og nyheter om endokrinologi i Frankrike.

Association Francophone du Diabète (AFD) (www.afd.asso.fr)

En verdifull kilde til informasjon om diabetes i den fransktalende verden.

Det franske diabetikerforbundet (www.federationdesdiabetiques.org)

Gir informasjon, ressurser og nyheter om diabetes.